DR. MED. CHRISTIAN GNOTH | ANDREAS A. NOLL

Kinder-wunsch

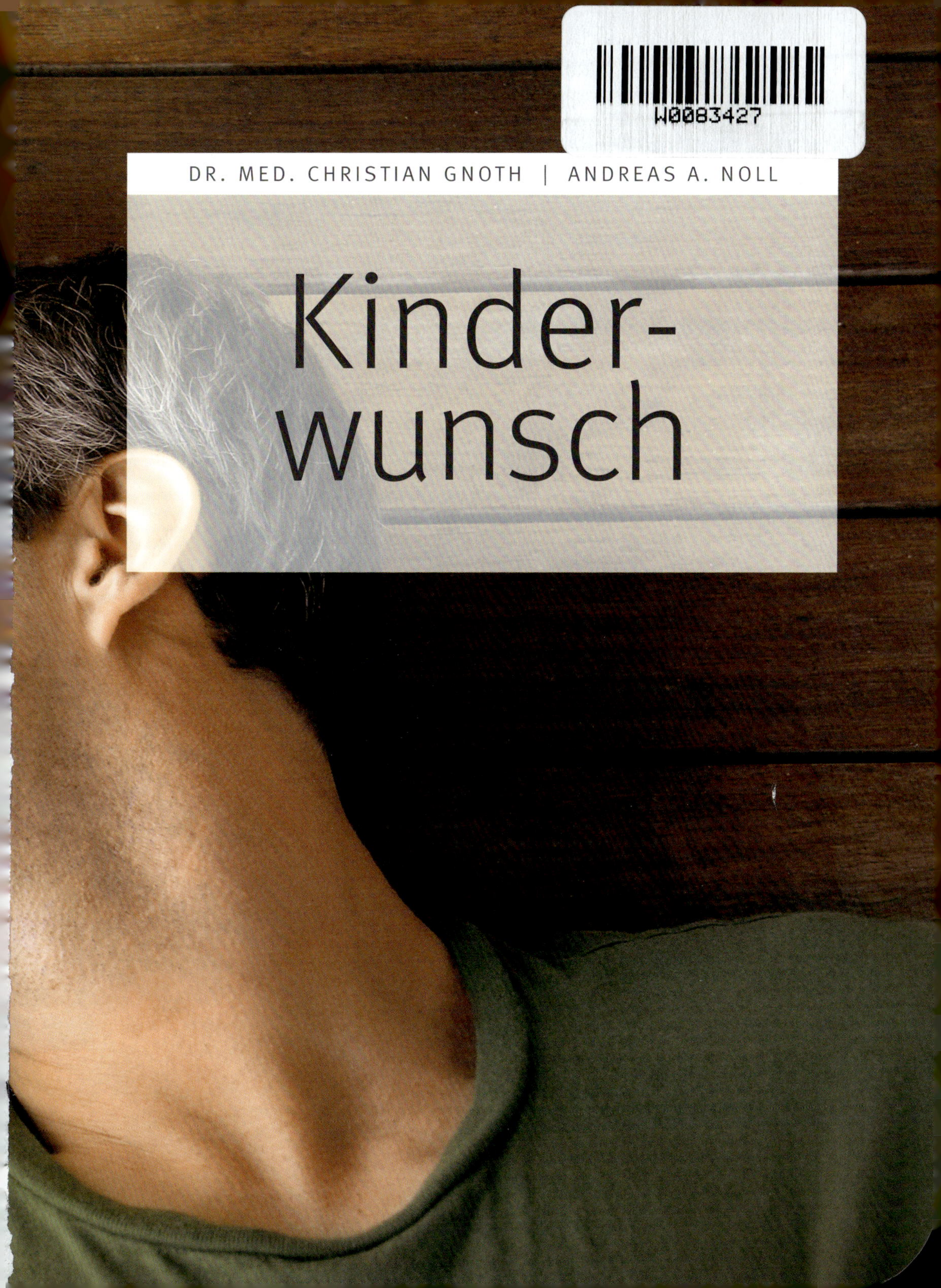

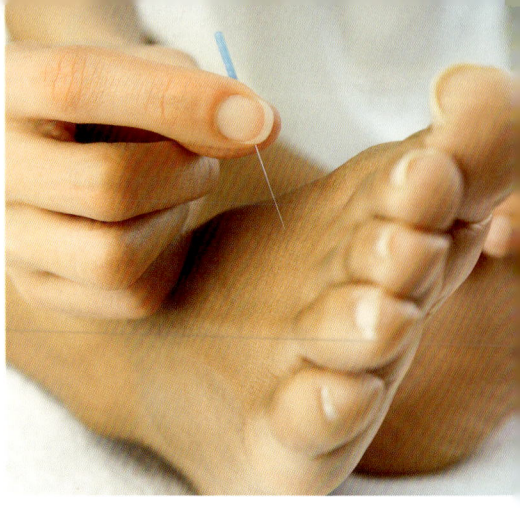

THEORIE

PRAXIS

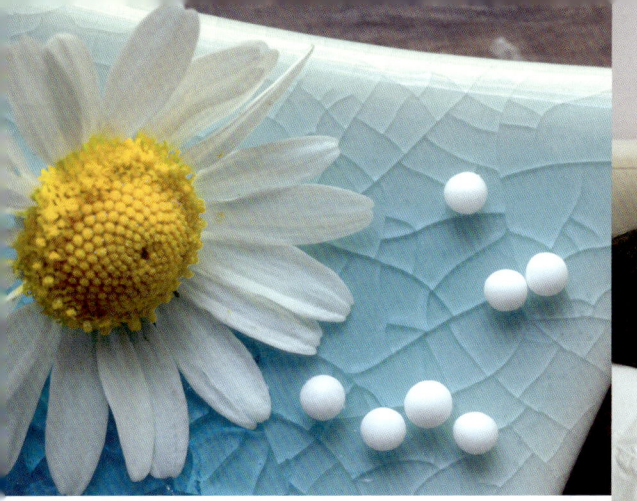

DIE AUTOREN

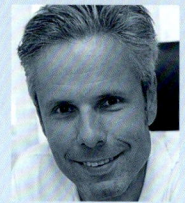

Privatdozent Dr. med. Christian Gnoth ist Facharzt für Frauenheilkunde und Geburtshilfe, gynäkologische Endokrinologie und Reproduktionsmedizin. Nach verschiedenen Stationen an Kliniken behandelt er heute Kinderwunsch-Paare in der eigenen Gemeinschaftspraxis in Grevenbroich. Er hat bereits zahlreiche Fachpublikationen zur Sterilitätstherapie, NFP und Endokrinologie verfasst und hat sich über das Thema natürliche Fertilität habilitiert. Bei GU ist er Mitautor eines weiteren Buches zum Thema Kinderwunsch. www.kinderwunsch-nrw.de

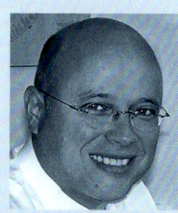

Andreas A. Noll, Heilpraktiker und Religionswissenschaftler, ließ sich in Sri Lanka und China in Traditioneller Chinesischer Medizin (TCM) ausbilden und wurde 2006 zum Gastprofessor an die TCM-Universität in Chengdu (China) berufen. Er behandelt in seinen Praxen in Berlin und München seit über 25 Jahren Patienten mit TCM, darunter auch zahlreiche Kinderwunsch-Paare. Zu diesem Thema hat er auch ein Fachbuch verfasst. In Deutschland, Österreich, der Schweiz und China unterrichtet er Heilpraktiker und Ärzte. Bei GU ist sein Buch »Traditionelle Chinesische Medizin« erschienen. www.praxis-noll.de

EIN WORT ZUVOR

Sie wünschen sich ein Kind und suchen nach Wegen, wie sich Ihr Wunsch bald erfüllt. Bestimmt haben Sie schon etwas über die Natürliche Familienplanung gehört, wissen aber vielleicht nicht so genau, wie sie funktioniert. In diesem Buch erklären wir deshalb genau, wie Sie mit einfachen Mitteln die erfolgversprechenden Tage bestimmen können. Darüber hinaus erfahren Sie, wie Sie sich verantwortungsvoll auf eine gesunde Schwangerschaft vorbereiten können.

Vielen Paaren ist gar nicht bewusst, wie viele Möglichkeiten sie selbst haben, um die Chance auf eine Schwangerschaft zu erhöhen. Deshalb lernen Sie in diesem Ratgeber neben unterstützenden Maßnahmen der klassischen Schulmedizin auch eine Vielzahl von hilfreichen Mitteln und Methoden der komplementären Heilkunde kennen. Diese sind gerade auch dann von großer Bedeutung, wenn sich Ihr Kinderwunsch nicht auf Anhieb erfüllt. Das kann für Paare vor allem dann zum Problem werden, wenn die biologische Uhr zu ticken beginnt, weil der Frau nur noch wenige fruchtbare Jahre verbleiben. Unter diesem Druck kann der Wunsch nach einem Kind schnell übermächtig werden. Die gute Nachricht: In den meisten Fällen kommt es ohne medizinische Hilfe zu einer Schwangerschaft. Und auch vielen zunächst nicht erfolgreichen Paaren kann die moderne Medizin helfen – wie, erfahren Sie am Ende dieses Buches.

Wir wünschen Ihnen viel Erfolg!

Dr. med. Christian Gnoth
Andreas A. Noll

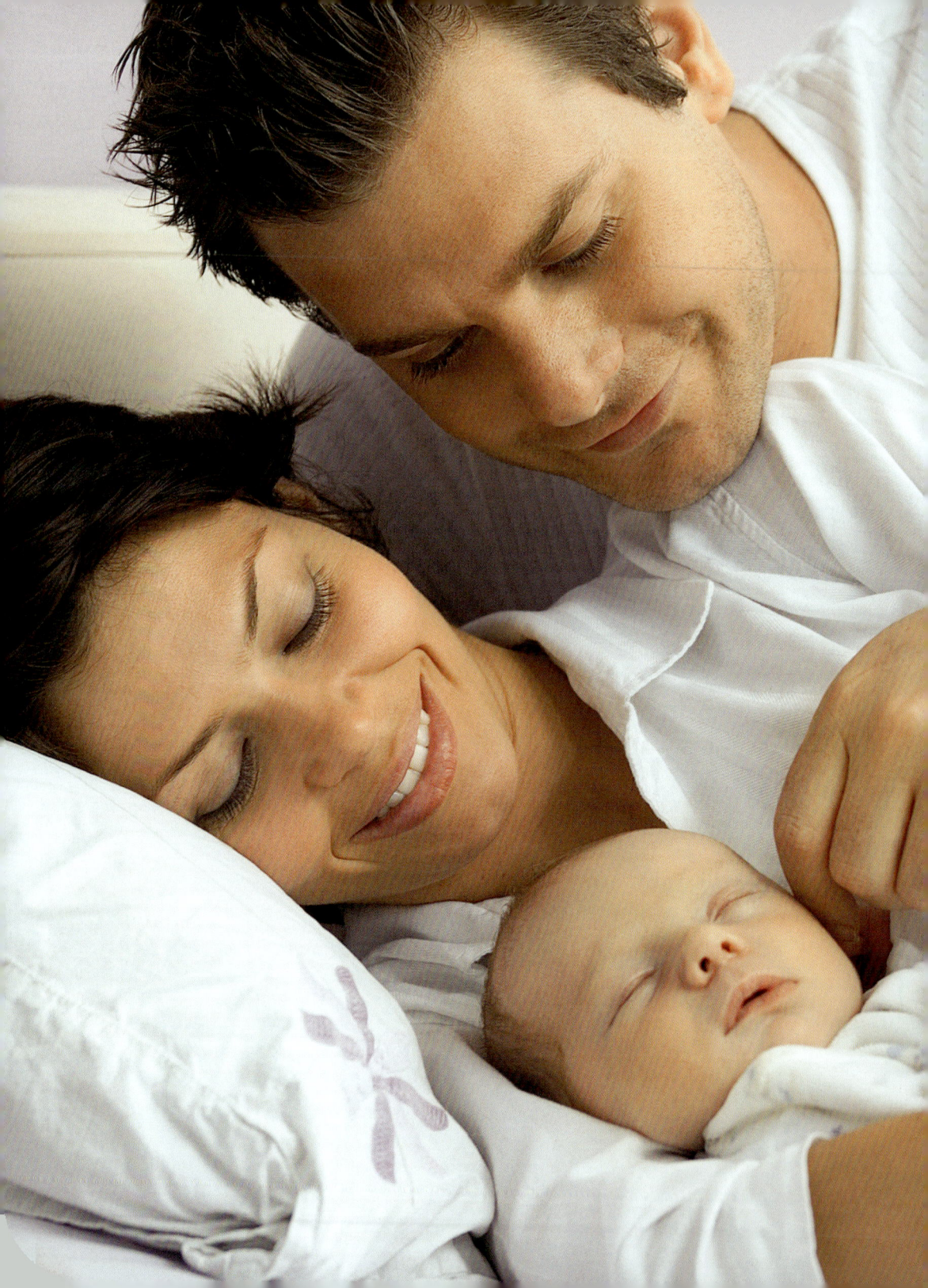

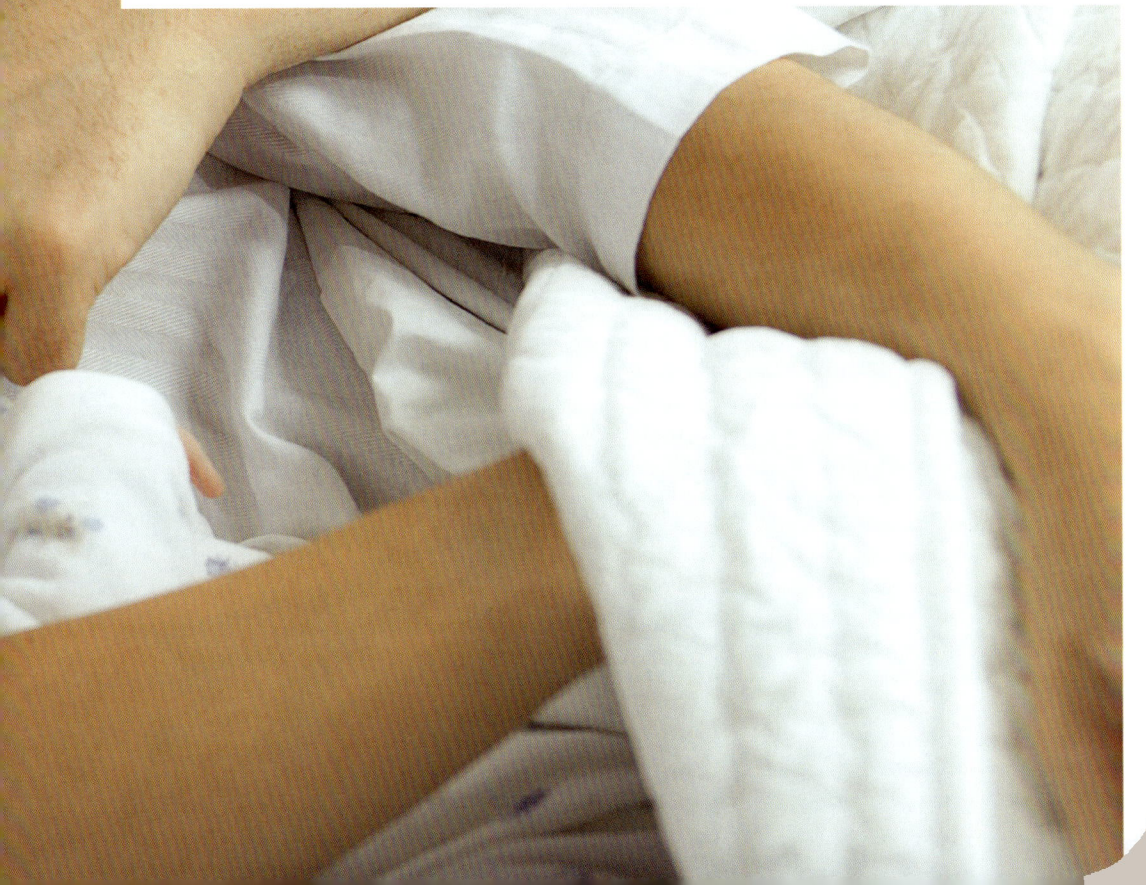

WIR WÜNSCHEN UNS EIN KIND!

Der Kinderwunsch löst Gefühle aus, die zwischen Vorfreude und Unsicherheit pendeln. Ist die Entscheidung
richtig? Wie funktioniert die Befruchtung genau?

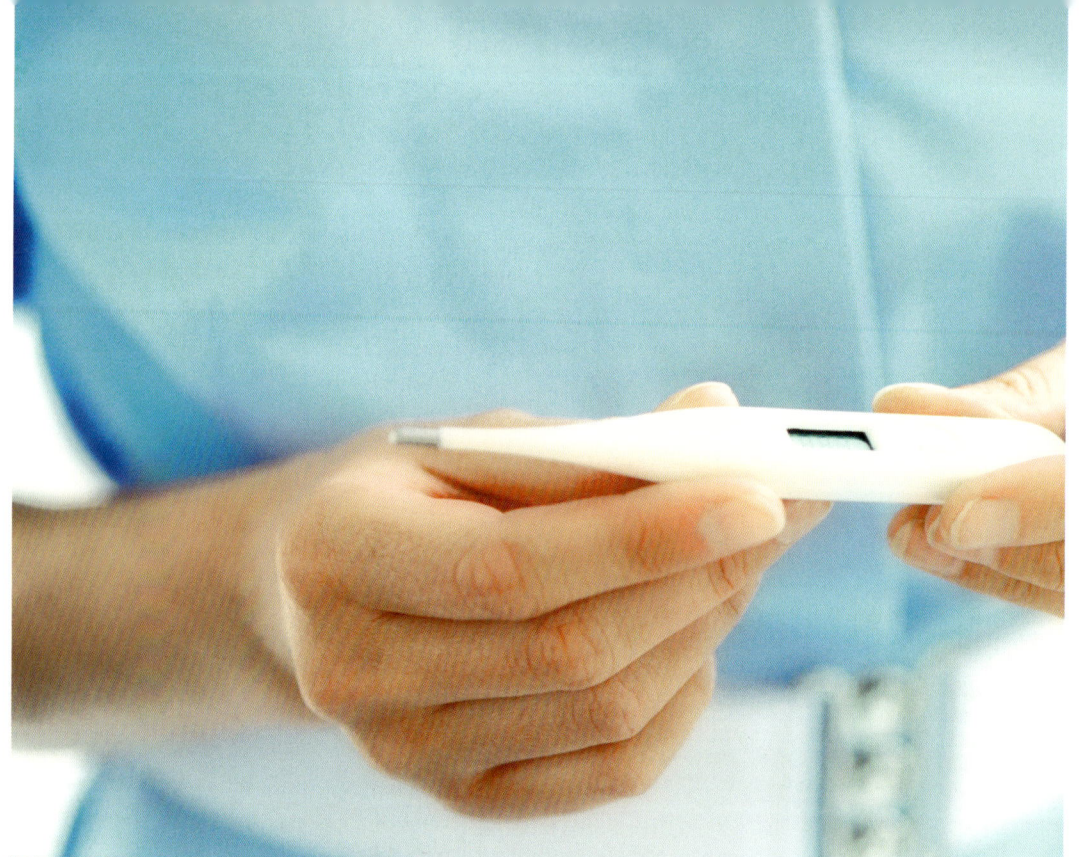

Selbstbestimmte Schwangerschaft

Der Wunsch nach einem Kind ist bei vielen Menschen tief verwurzelt. Manche sehnen sich schon in jungen Jahren nach einem Baby. Einige verspüren den Wunsch erst, nachdem sie andere wichtige Ziele ihres Lebens erreicht haben. Und für etliche stellt sich die Kinderfrage nie ernsthaft. Wir können heute über den Verlauf unseres Lebens in hohem Maße mitbestimmen. So ist es auch ganz normal, dass Paare bewusst entscheiden, ob und wann sie eine Familie gründen möchten.

Alles nach Plan?

Noch vor wenigen Jahrzehnten war bewusste Familienplanung eher ungewöhnlich. Ein Paar heiratete, und früher oder später kam Nachwuchs. Die Frau kümmerte sich um die Kinder, während der Mann für den Lebensunterhalt sorgte. Dank Pille, Gleichberechtigung und Anspruch auf gute (Aus-)Bildung hat sich die Situation, vor allem für die Frauen, grundlegend geändert: Heute verhüten sie so lange, bis sie sich bewusst für ein Kind entscheiden. Das ist, zumindest theoretisch, auch ganz einfach: die Pille absetzen oder die Spirale entfernen lassen, und in Kürze müsste sich dieser Wunsch erfüllen. Tatsächlich läuft es allerdings gerade bei der Familienplanung nicht immer nach Plan.

Das Drei-Phasen-Modell

Die meisten Menschen bevorzugen für ihre Lebensplanung das so genannte Drei-Phasen-Modell. Danach läuft das Leben idealerweise in der Reihenfolge Ausbildung – Beruf – Familiengründung ab. Das gilt für beide Partner gleichermaßen. Sie absolvieren also die Schule, anschließend eine Ausbildung oder ein Studium. Nun arbeiten sie ein paar Jahre in ihrem Beruf, um Erfahrungen zu sammeln, eventuell eine Stufe auf der Karriereleiter nach oben zu klettern und Geld für den neuen Lebensabschnitt anzusparen. Manche Menschen wollen auch noch eine Weile ihre Unabhängigkeit genießen, uneingeschränkt ihre Freizeit gestalten und lange Fernreisen machen können. So weit zur Theorie.

In der Praxis entsprechen längst nicht alle Lebensläufe diesem Ideal. Trotz sicherer Verhütungsmethoden sind nur rund 70 Prozent aller Schwangerschaften gezielt geplant. Das heißt, fast ein Drittel der Frauen wird ungeplant schwanger. Umgekehrt ist die Quote deutlich besser: Immerhin gelingt es über 90 Prozent der Frauen mit Kinderwunsch, innerhalb eines Jahres schwanger zu werden, mehr als der Hälfte von ihnen sogar innerhalb der ersten drei Monate. Manchmal jedoch klappt das mit der schnellen Schwangerschaft nicht so einfach. Das kann verschiedenartige Ursachen haben, auf die wir im letzten Kapitel (»Ursachenforschung Schritt für Schritt« ab Seite 94) näher eingehen werden.

MODERNES ROLLENSPIEL

Immer mehr Väter genießen es, die Betreuung ihres Kindes in den ersten Lebensmonaten zu übernehmen. Umfragen zufolge sind sie überzeugt davon, auf diese Weise eine frühe Beziehung zu ihrem Kind aufzubauen. Und die Mütter begrüßen die Entlastung.

Widerstreit der Gefühle

Der Wunsch nach einem Kind ist immer eine Herzensangelegenheit und wird von vielen, auch widersprüchlichen, Gefühlen begleitet – selbst wenn die Entscheidung bewusst getroffen wird. Das Leben mit Kindern beeinflusst nicht nur die eigene Persönlichkeit und die Partnerschaft. Es wirkt sich auch auf den Beruf und die Finanzen, die Wohnsituation und nicht zuletzt auf die sozialen Kontakte aus. Deshalb werden persönliche, praktische und materielle Aspekte geprüft und gegeneinander abgewogen.

Da Sie dieses Buch lesen, werden Sie sich wohl für die Gründung einer Familie entschieden haben. Sie werden – wie viele andere Menschen auch – fest daran glauben, dass ein Kind das Leben bereichert. Und dass es sich dafür lohnt, eigene Bedürfnisse hintanzustellen oder (vorübergehend) aufzugeben. Natürlich muss die Rollenverteilung neu definiert werden, wenngleich nicht so wie bei unseren Müttern und Großmüttern. Windeln und Schnuller bedeuten in der heutigen Zeit glücklicherweise nicht, dass Mann und Frau plötzlich nur noch Papa und Mama sind. Doch trotz aller Vorfreude und Neugierde werden bei den meisten Paaren etliche Unsicherheiten bleiben.

Versteckte Zweifel und Ängste

Zur Entscheidung für ein Kind gehört immer auch Mut, denn letztlich betritt jeder Neuland, wenn er eine Familie gründet. Wer kann sich schon selbst vorstellen, wie er seine Rolle als Mutter oder Vater ausfüllen wird? Wer kann sich wirklich sicher sein, dass seine Partnerschaft auch in zehn Jahren noch stabil ist? Wer weiß heute denn, ob er in den nächsten 20 Jahren einen sicheren Job hat? Mit solchen Unwägbarkeiten müssen wir leben.

Selbst wenn Sie alle Fragen und Bedenken hin und her gewälzt haben: Fast immer bleiben letzte Zweifel, ob genau jetzt tatsächlich der richtige Zeitpunkt für Nachwuchs ist. Doch nur selten werden optimale Voraussetzungen herrschen. Unsicherheiten und Ängste, ob man der neuen Herausforderung und Verantwortung wirklich gewachsen sein wird, sind kaum völlig aus dem Weg zu räumen. Deshalb: Glückwunsch zu Ihrer Entscheidung!

DIE VERNUNFT – EIN ZEICHEN DER ZEIT
In der heutigen Zeit neigen Menschen dazu, sich weitgehend von der Vernunft leiten zu lassen. Dem Bauchgefühl begegnen sie eher mit Skepsis. Beim Kinderwunsch sollte beides seine Berechtigung haben.

Kinder machen glücklich!

Auch wenn manche Menschen etwas anderes behaupten – Kinder machen vor allem eines: Sie machen ihre Eltern glücklich. Klar kosten sie Zeit (angeblich zwei bis drei Stunden pro Tag), Geld (bis zum 18. Lebensjahr durchschnittlich 107.136 Euro) und eine Menge Nerven (unschätzbar). Andererseits beschenken Kinder ihre Eltern mit so vielem, was sich nicht kaufen und aufrechnen lässt.

Kinder entwickeln sich – Eltern auch

Eltern haben besondere Entwicklungsmöglichkeiten, denn sie müssen ständig nachdenken und sich neues Wissen aneignen, um wenigstens die Hälfte der Fragen ihrer Kinder einigermaßen befriedigend zu beantworten. Kinder stellen bekanntlich immer Fragen, die klügsten und dringendsten Fragen des Lebens, die sonst leicht vergessen würden: Warum sterben Menschen, und was passiert danach mit ihnen? Wie entstehen Blitz und Donner? Wo hört der Himmel auf?
Mit Kindern ist Weihnachten endlich wieder das, was es einmal war. Und ihre selbst gemalten Bilder sind wahre Schätze. Kinder bringen Intensität und Schwung in das Leben ihrer Eltern und schärfen den Blick für das Wesentliche. Das Leben von Erwachsenen bekommt durch eigene Kinder noch einen besonderen Sinn: Sie tragen eine große Verantwortung, weil ihre Nachkommen auch die Zukunft erleben möchten.
Kinder haben Humor und sind unkonventionell. Sie finden fast immer einen Grund zum Lachen und zeigen ihre Gefühle ganz authentisch; besonders die zu ihren Eltern. Ihre Art ist ansteckend und entwaffnend – und tröstet über so manches hinweg.

Kinder volkswirtschaftlich betrachtet

Trotz aller guten Argumente werden Sie immer wieder Skeptikern begegnen, die Ihren Kinderwunsch nicht nachvollziehen können und Kindern kritisch oder ablehnend gegenüberstehen. Denen können Sie noch mehr entgegenhalten: Auch Kinderlose profitieren von Kindern, denn diese sind volkswirtschaftlich ein Gewinn. Wer ein Kind in die Welt setzt, schenkt der Gesellschaft etwa 77.000 Euro. Dies belegt eine Studie eines deutschen Wirtschaftsinstituts. Es wurde nachgerechnet, was ein Kind durch öffentliche Betreuung, Schule, Kindergeld, kostenfreie Krankenversicherung und andere Zuwendungen des Staates von der Gesellschaft durchschnittlich bekommt: 391.000 Euro. Und was dieses Kind als Steuer- und Sozialabgabenzahler eines Tages zurückgibt: 467.900 Euro.
Kinder sind also ein echter Gewinn – und das in jeder Hinsicht!

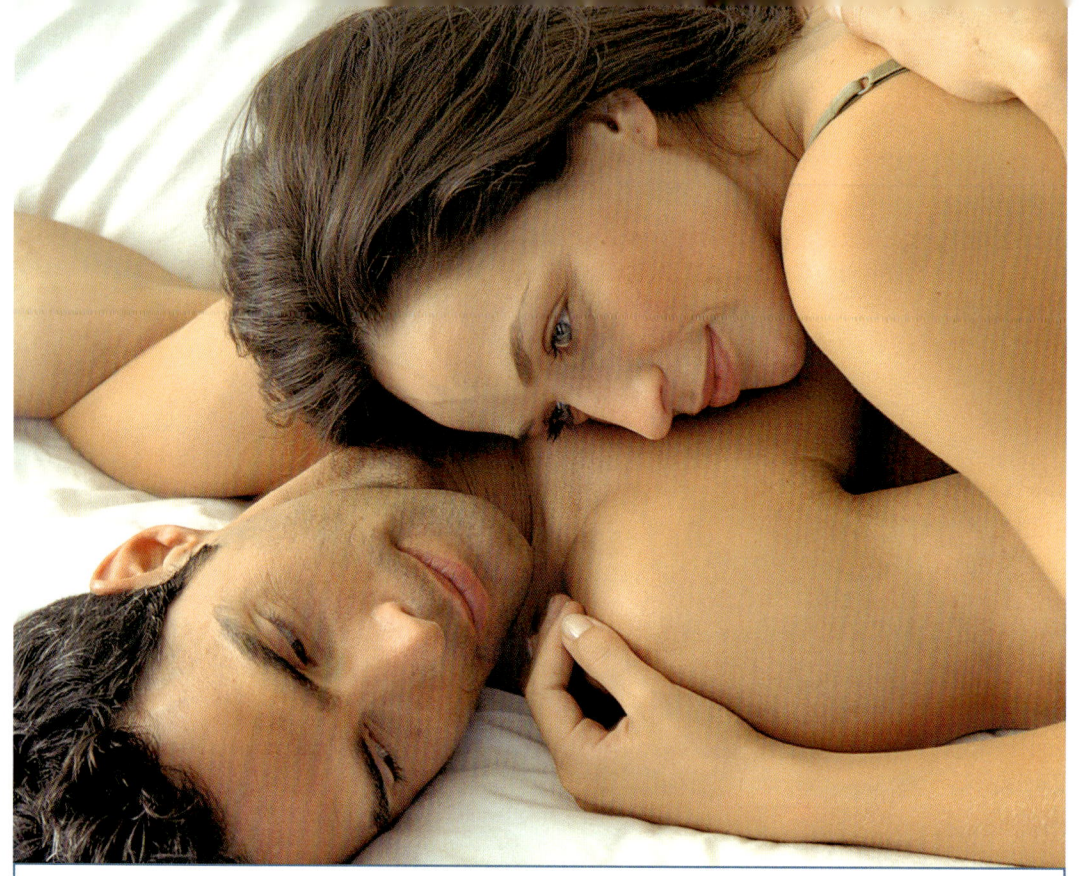

Aus zwei mach drei:
So entsteht ein Kind

Im ersten Moment erscheint alles ganz einfach: Sie wünschen sich ein Kind, also schlafen Sie miteinander, ohne zu verhüten. Erst bei näherer Betrachtung wird klar, dass komplexe Vorgänge im Körper von Frau und Mann ablaufen, die teils noch gar nicht so lange bekannt sind. Wir wissen beispielsweise erst seit etwa 150 Jahren, dass Samen- und Eizelle miteinander verschmelzen müssen, damit neues Leben entsteht. Seither hat sich das Wissen rasant vermehrt, bis hin zur modernen Reproduktionsmedizin.

Sie erfahren nun, was im Körper von Frau und Mann vor sich geht und was passieren muss, damit ein Baby gezeugt wird. Mit diesem Wissen können Sie Ihr Vorhaben noch gezielter angehen.

Das passiert im Körper der Frau

Bereits früh in der eigenen embryonalen Entwicklung werden die Vorläufer der Geschlechtszellen angelegt, also die (weiblichen) Eizellen oder die (männlichen) Spermien. Die Anzahl der Eianlagen, eine Vorstufe der Eibläschen (Follikel), beträgt bei einem Mädchen ursprünglich fast vier Millionen Zellen. Zum Zeitpunkt der Geburt waren es noch etwa eine Million und am Anfang der Pubertät sind es etwa 500.000 Zellen. Die Eianlagen befinden sich dann in einer Ruhephase, bis sie kurz vor der ersten Menstruation erstmalig endgültig auszureifen beginnen. Das ist für Frauen der Anfang ihrer fruchtbaren Lebensphase mit etwa 400 Eisprüngen, also 400 Gelegenheiten, schwanger zu werden. Alle übrigen Eianlagen gehen im Laufe der Jahre zugrunde, ohne je vollständig heranzureifen. Damit eine Schwangerschaft eintreten kann, bereitet sich der weibliche Körper Monat für Monat erneut vor.

MEDIZINER-LATEIN

Eianlage: Vorstufe eines Eibläschens (Follikel)
Follikel: Eibläschen, in dem die Eizelle reift
Follikelphase: erste Zyklushälfte
FSH: follikelstimulierendes Hormon, fördert Wachstum und Entwicklung der Eizellen und der Samenzellen
Gelbkörper: entwickelt sich nach dem Eisprung aus dem zurückbleibenden Follikel
Gelbkörperphase: zweite Zyklushälfte
LH: luteinisierendes Hormon, führt zum Eisprung und fördert im Hoden die Produktion männlicher Hormone

Östradiol: wichtigstes weibliches Hormon, das in den Follikeln gebildet wird
Östrogen: weibliches Geschlechtshormon
Ovulation: Eisprung
Progesteron: weibliches Hormon, das vorwiegend in der Plazenta (Mutterkuchen) und im Gelbkörper gebildet wird
Zervix: Gebärmutterhals
Zervixschleim: Gebärmutterhalsschleim, wichtigstes Zeichen der Fruchtbarkeit
Zyklus: etwa vierwöchige Periode, die mit dem Einsetzen der Monatsblutung beginnt

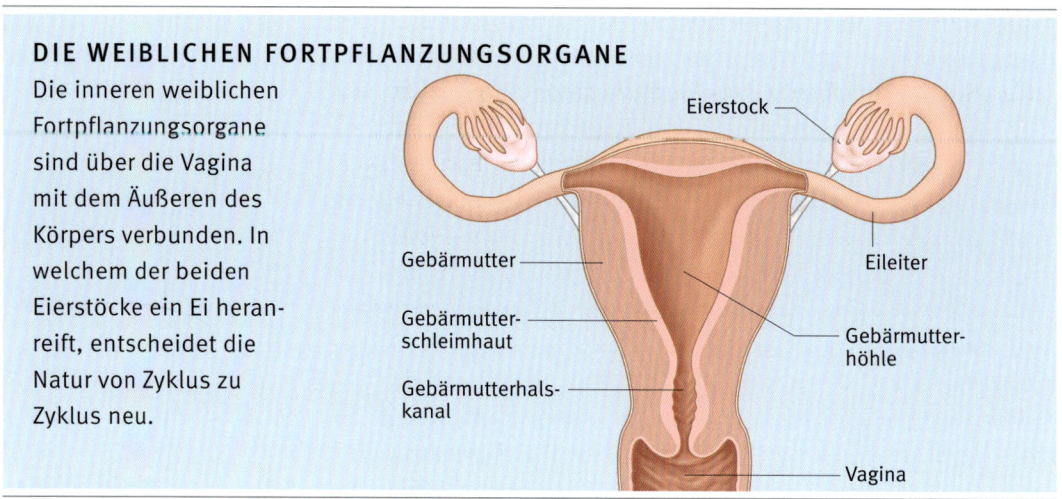

DIE WEIBLICHEN FORTPFLANZUNGSORGANE

Die inneren weiblichen Fortpflanzungsorgane sind über die Vagina mit dem Äußeren des Körpers verbunden. In welchem der beiden Eierstöcke ein Ei heranreift, entscheidet die Natur von Zyklus zu Zyklus neu.

Eierstock

Gebärmutter

Eileiter

Gebärmutterschleimhaut

Gebärmutterhöhle

Gebärmutterhalskanal

Vagina

Der weibliche Zyklus

Die Entwicklung eines Eibläschens (Follikel) dauert fast ein Jahr. Sie wird durch komplizierte Vorgänge im Eierstock gesteuert, in den letzten vier Wochen vor dem Eisprung (Seite 15) durch die zwei Hormone FSH (follikelstimulierendes Hormon) und LH (luteinisierendes Hormon). Sie sind an der Reifung der Follikel und der darin befindlichen Eizellen beteiligt. Das LH löst später den Eisprung aus. Mit Hilfe dieser Botenstoffe koordiniert der Körper die unterschiedlichen Schritte, die für die Entstehung eines neuen Lebens nötig sind. Obwohl ein Zyklus um die 28 Tage dauert, ist es nur an drei bis fünf Tagen möglich, tatsächlich schwanger zu werden (Seite 23).

Der erste Zyklustag ist der erste Tag der Menstruation. Ein Zyklus dauert also vom ersten Tag einer Monatsblutung, die etwa vier bis fünf Tage anhält, bis zum Beginn der nächsten Periode. Bei den meisten Frauen beträgt dieser Zeitraum 28 Tage. Er kann jedoch zwischen 21 und 35 (oder noch mehr) Tagen variieren. Ein Monatszyklus besteht aus zwei Phasen: der Follikelphase in der ersten Hälfte (nächster Abschnitt) und der Gelbkörperphase in der zweiten Hälfte (Seite 16). Zwischen diesen beiden Phasen findet der Eisprung statt.

Erste Zyklushälfte – die Follikelphase

Im ersten Zyklusabschnitt werden in den etwa 20 heranreifenden Eibläschen die weiblichen Geschlechtshormone produziert. Mit steigender Konzentration des Östradiols schränkt die Hirnanhangsdrüse die Produktion des FSH ein. Dadurch erhält nur noch ein Eibläschen, der so genannte Leitfollikel, genügend FSH, um weiterreifen zu können. Sollten sich zwei oder mehr Eibläschen weiterentwickeln und befruchtet werden, kommt es zu Zwillingen oder Mehrlingen. Die übrigen Eibläschen werden abgebaut.

Das Östrogen Östradiol sorgt auch dafür, dass sich der Gebärmutterhals (Zervix) in der Zyklusmitte leicht öffnet und der Gebärmutterhalsschleim (Zervixschleim, ab Seite 48) verflüssigt. So können Samenzellen durch die Scheide und den Gebärmutterhals wandern, um auf ein gesprungenes befruchtungsfähiges Ei im Eileiter zu treffen. Dem muss jedoch ein so genannter Eisprung vorausgehen.

Der Eisprung

Monat für Monat, und zwar in der Mitte des Zyklus, löst sich normalerweise eine Eizelle, die im Eibläschen herangereift ist. Diesen Vorgang nennt man Eisprung (Ovulation). Damit der Eisprung ausgelöst wird, muss die Hirnanhangsdrüse das Signal für die vermehrte Ausschüttung des Steuerhormons LH geben.

Zum Zeitpunkt des Eisprungs, der wesentlichen Voraussetzung für eine Schwangerschaft, ist eine Frau am fruchtbarsten. Dabei ist eine Eizelle nur etwa 12 bis 18 Stunden befruchtungsfähig (Seite 16). Um zur Eizelle zu gelangen, müssen die Spermien den Gebärmutterhals durchwandern.

EIN ENTSCHEIDENDER VORGANG

Die vermehrte LH-Produktion veranlasst die Eizelle, einen ersten Teil ihrer noch in doppelter Kopie vorliegenden genetischen Botschaft als erstes Polkörperchen auszuschleusen.

Der Gebärmutterhals

In der ersten Zyklushälfte verändern sich durch den hohen Östrogenspiegel die Schleimhäute in der Gebärmutter und im Bereich des Gebärmutterhalses (Zervix). Damit die Spermien den so genannten Zervixschleim gut durchdringen können, entwickelt er sich im Zyklusverlauf von einem klumpigen, dicklich weißen Schleim zu einem Schleim, der glasig, dünnflüssig und dehnbar ist (Abbildungen Seite 49). Kurz vor dem Eisprung hat der Zervixschleim die beste Qualität erreicht. Mehr über dieses wichtigste Fruchtbarkeitsmerkmal erfahren Sie im Kapitel »Natürliche Familienplanung« ab Seite 46.

Wie komplex das Zusammenspiel beider Geschlechter ist, zeigt sich auch daran, dass Spermien ihre Befruchtungsfähigkeit erst in diesem Stadium im Zervixschleim erlangen, der seinerseits nur die guten Samenzellen durchlässt. Der Gebärmutterhalsschleim ist während dieser Phase reich an Eiweißen, Salzen und Glukose. In einem solchen Milieu überleben Spermien drei bis fünf Tage, in Ausnahmefällen sogar bis zu sieben Tage. Das bedeutet: Auch wenn Spermien bereits vier Tage vor der höchsten Schwangerschaftswahrscheinlichkeit – also am Tag des Eisprungs und an den drei davor liegenden Tagen – in den Gebärmutterhals wandern, kann es zur Schwangerschaft kommen. So lange bleiben Spermien funktionsfähig, um die herangereifte Eizelle zu befruchten. Damit ist es möglich, an durchschnittlich vier Tagen im Monatszyklus schwanger zu werden, obwohl die Eizelle selbst nur 12 bis 18 Stunden nach dem Eisprung befruchtungsfähig ist.

DIE GRÖSSE DER EIZELLE

Die größte Zelle im menschlichen Körper ist die reife Eizelle. Sie ist mit 0,13 Millimetern halb so groß wie ein Sandkorn.

Zweite Zyklushälfte – die Gelbkörperphase

Nach dem Eisprung verändert sich der Zervixschleim rasch wieder, sodass keine weiteren Spermien eindringen können. Die Zeit einer möglichen Befruchtung ist damit vorbei. Jetzt entwickeln sich aus den Zellen des gesprungenen Follikels die Zellen des Gelbkörpers. Diese produzieren zusätzlich zum Östradiol Progesteron. Dieses zweite wichtige weibliche Geschlechtshormon bereitet unter anderem die Gebärmutterschleimhaut auf die Einnistung eines Eis vor (Seite 20). Findet keine Befruchtung statt, stirbt die Eizelle ab und löst sich auf. Der Gelbkörper produziert immer weniger Progesteron, was zur Monatsblutung führt.

Die Gelbkörperphase, also die zweite Zyklushälfte, dauert normalerweise 12 bis 14 Tage. Schwankt die Zykluslänge, betrifft dies meist die erste Zyklushälfte, also die Follikelphase. Wie Sie die Länge der Gelbkörperphase selbst richtig bestimmen, können Sie im Kapitel »Natürliche Familienplanung« (ab Seite 46) nachlesen.

Das passiert im Körper des Mannes

Im Körper des Mannes sind die Vorgänge nicht weniger kompliziert. Es vergehen etwa drei Monate, bis sich aus einer unreifen Geschlechtszelle ein reifes Spermium entwickelt hat. Die Spermien sitzen am Rand der Samenkanälchen im Hoden und reifen zur Mitte hin aus, sodass die reifen Spermien dort zu finden sind. Auch beim Mann steuern die Hormone FSH und LH die für die Fortpflanzung notwendigen Prozesse. Das luteinisierende Hormon LH ist hauptverantwortlich für die Produktion des männlichen Geschlechtshormons Testosteron im Hoden. Dieses sorgt gemeinsam mit dem follikelstimulierenden Hormon FSH für die Herstellung von etwa 100 Millionen Spermien pro Tag, also für über 1000 Spermien pro Sekunde. Nach der Produktion müssen die Spermien – in dieser Phase Spermatiden genannt – noch etwa 72 Tage lang heranreifen, bevor sie in die Nebenhoden wandern können.

MEDIZINER-LATEIN

Ejakulation: Samenerguss, bei dem bis zu 500 Millionen Spermien ausgestoßen werden

Spermatid: junges Spermium, das noch nicht ausgereift ist

Spermium: männliche Samenzelle

Testosteron: Geschlechtshormon, das bei Männern im Hoden (bei Frauen in den Eierstöcken als Vorläufer des Östrogens) produziert wird

DIE MÄNNLICHEN FORTPFLANZUNGSORGANE

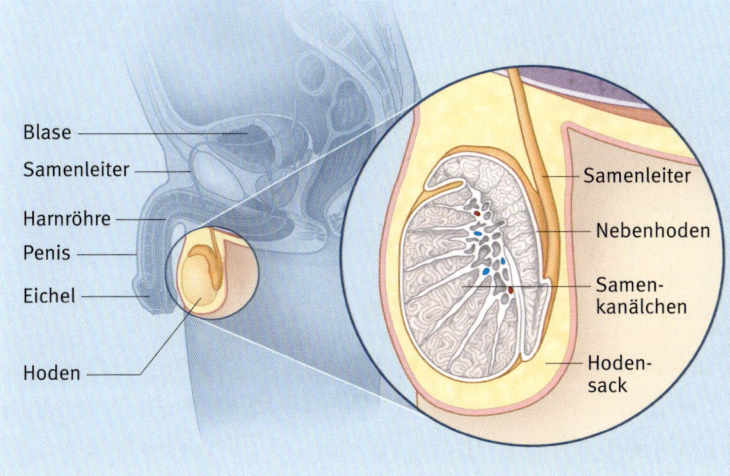

Blase
Samenleiter
Harnröhre
Penis
Eichel
Hoden

Samenleiter
Nebenhoden
Samenkanälchen
Hodensack

Hoden bestehen aus Samenkanälchen und Nebenhoden. Sie sind in den Hodensack eingebettet. Aus dem Nebenhoden entspringt der Samenleiter, der in die Harnröhre mündet. Damit die Spermien nicht längere Zeit zu großer Wärme ausgesetzt sind, befinden sich die Hoden außerhalb des Körpers.

DER WEG DER SPERMIEN

Die Spermien wandern nach dem Samenerguss von der Vagina durch den Gebärmutterhalskanal bis zur Eizelle im Eileiter. Dort versuchen sie, die dicke Hülle einer Eizelle zu durchdringen, um dann mit ihr zu verschmelzen.

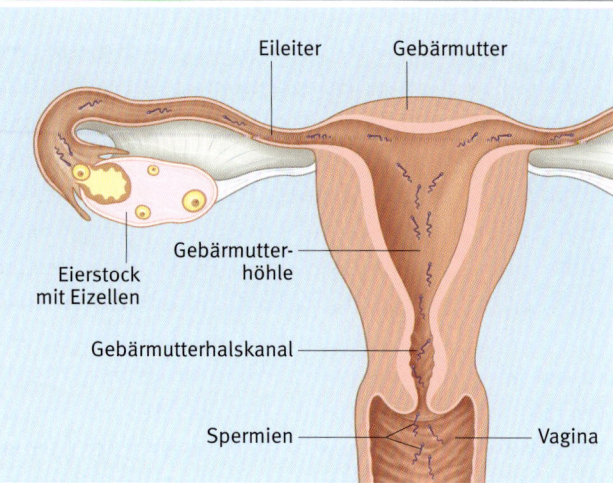

Eileiter · Gebärmutter

Eierstock mit Eizellen

Gebärmutterhöhle

Gebärmutterhalskanal

Spermien · Vagina

Das Spermium

Ein Spermium ist etwa einen 600stel Millimeter lang. Es besteht aus einem Kopf mit Kappe, einem Halsstück, einem Mittelstück und dem schnell schlagenden Schwanz. In der Kappe des Spermienkopfes befinden sich Enzyme, die dem Spermium das Durchdringen zur Eizelle und das Eindringen in die Eizelle ermöglichen. Spermien benötigen mehrere Tage, um durch die Nebenhoden zu wandern und dort weiter auszureifen. Mit Hilfe des Schwanzes bewegen sie sich vorwärts. Damit sich Spermien normal entwickeln können, muss die Temperatur etwa zwei Grad unter der Körpertemperatur liegen. Deshalb befinden sich die Hoden außerhalb des Körpers und dürfen nicht länger starker Wärme ausgesetzt werden!

Wir gehen heute davon aus, dass von den geschätzten 30.000 bis 40.000 Genen des Menschen beim Mann allein 1000 bis 4000 Gene nur für die Produktion von Spermien benötigt werden. Das zeigt, wie kompliziert und damit auch störanfällig (etwa für Umweltgifte) die Bildung der Spermien ist – und weshalb normalerweise nur etwa die Hälfte der Spermien eines Mannes normal geformt und damit optimal funktionsfähig ist. Bei den restlichen Spermien sind zum Beispiel die Chromosomen nicht normal verteilt oder die Erbsubstanz ist fehlerhaft verpackt.

Der Samenerguss

Bei jedem Samenerguss (Ejakulation) werden etwa zwei bis fünf Milliliter Samenflüssigkeit ausgestoßen, die zwischen 100 und 500 Millionen Spermien enthalten. Um ihr Ziel zu erreichen, müssen die Spermien noch etwa 16 bis 18 Zentimeter zum Eileitertrichter schwimmen. Dort erst findet die Befruchtung statt. Die schnellsten Spermien brauchen für diesen Weg weniger als eine halbe Stunde. Unter optimalen Bedingungen schwimmen sie aus eigener Kraft in den glasigen und dehnbaren Zervixschleim ein. Unterstützt durch die Sogwirkung der Gebärmutter- und Eileitermuskulatur werden sie vorwiegend auf die Seite geschleust, auf welcher der Eisprung stattfindet. Ein ständiger Auswahlprozess lässt nur voll funktionsfähige Spermien die Eizelle selbst erreichen. Die übrigen scheitern unterwegs.

Bei der Eizelle angekommen, müssen sie die dichte Nährzellschicht durchdringen und die Eizellhülle knacken. Oft gelingt das mehreren Dutzend Spermien zugleich. Doch nur eines verschmilzt am Ende mit der Membran der Eizelle. Sobald das so genannte Gewinnerspermium in die Eizelle eingedrungen ist, verändern sich die Eigenschaften der Zellmembran. Sie wird für die übrigen Spermien undurchdringbar – die Tür ist geschlossen.

MEDIZINER-LATEIN

Blastozyste: Stadium des Embryos, wenn er in der Gebärmutter angekommen ist

Embryo: entsteht durch die Zellteilung aus der befruchteten Eizelle, die sich noch im Eileiter befindet

Morula: befruchtete Eizelle nach etwa vier Tagen

Polkörperchen: von der Eizelle ausgestoßene Hälfte der Chromosomen

Trophoblast: die äußere Zellschicht einer Blastozyste

Vor(zell)kern: je einer von Mutter und Vater, verschmelzen nach dem Befruchtungsvorgang miteinander

Zygote: befruchtete Eizelle vor der Zellteilung, in der bereits das gesamte genetische Material enthalten ist

ß-HCG (humanes Chorion-Gonadotropin): Schwangerschaftshormon, das vom Trophoblasten produziert wird. Nachweisbar, sobald sich der Embryo eingenistet hat

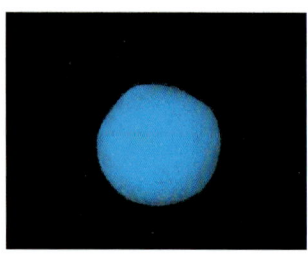

Die Zygote enthält bereits das gesamte genetische Material aus dem Spermium des Vaters und der Eizelle der Mutter.

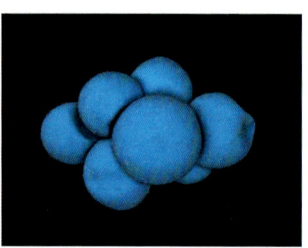

Im Stadium der Morula besteht der Embryo aus 12 bis 16 Zellen und ähnelt einer Traube.

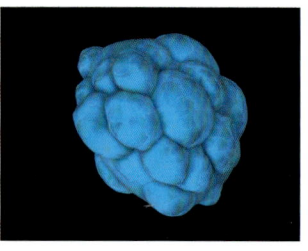

Die Entwicklung zur Blastozyste ist nach fünf Tagen abgeschlossen. Der Embryo schlüpft aus seiner Hülle.

Von der Eizelle zum Embryo

Nach 18 bis 20 Stunden ist der Befruchtungsvorgang abgeschlossen. In der befruchteten Eizelle sind die beiden so genannten Vorkerne zu sehen, der meist größere väterliche sowie der mütterliche Vor(zell)kern. Diese ordnen sich in der Mitte der Eizelle an und verschmelzen miteinander. Eine befruchtete Eizelle wird Zygote genannt. Die erste Zellteilung des neuen Lebens findet nach acht bis zwölf Stunden statt. Der Embryo begibt sich nun auf seinen Weg durch den Eileiter in die Gebärmutter. Dabei teilen sich die Zellen rasch weiter. Nach drei Zellteilungen, also beim Achtzeller, werden die eigenen Gene des Embryos aktiv. Bis dahin wurden die Zellteilungen und die Lebensvorgänge noch durch die Mitgift der Eizelle gesteuert und unterhalten. Etwa vier Tage nach der Befruchtung besteht der Embryo (jetzt Morula) aus 12 bis 16 Zellen, die von einer Proteinhülle umgeben sind.

Die Einnistung

In der Gebärmutter angekommen, hat sich im Embryo – in diesem Stadium Blastozyste genannt – ein mit Flüssigkeit gefüllter Hohlraum gebildet. Er trennt den späteren Mutterkuchen (Trophoblast) und die innere Zellmasse, aus der sich der eigentliche neue Mensch entwickelt. Die Blastozyste schlüpft nun aus ihrer Hülle, nistet sich in die dicke, nährstoffreiche Gebärmutterschleimhaut ein und bekommt damit Anschluss an die mütterliche Blutgefäßversorgung. Dieser Prozess ist etwa fünf Tage nach der Befruchtung abgeschlossen. Er wird von komplexen Abläufen begleitet, insbesondere was die Anpassung der mütterlichen Immunabwehr betrifft. Dazu versteckt sich der Embryo gleichsam hinter einer immunologischen Maske vor dem Angriff der mütterlichen Immunabwehr, was verhindert, dass er als fremd erkannt und abgestoßen wird. Erst wenn der Embryo Anschluss an die Blutgefäßversorgung gefunden hat, kann das Schwangerschaftshormon ß-HCG (humanes Chorion-Gonadotropin) im Blut der Mutter nachgewiesen werden. Moderne Tests können es bereits am Tag der erwarteten Regelblutung im Urin nachweisen, Bluttests beim Arzt sogar schon zehn Tage nach dem Eisprung.

Wie ist das mit den Genen?

Zur Fortpflanzung müssen Ei- und Samenzelle miteinander verschmelzen, damit eine neue Mutterzelle entsteht. Sie enthält zur einen Hälfte die Gene des Vaters und zur anderen Hälfte die der Mutter. Auf diese Art überleben die Erbanlagen und werden in einem gewissen Sinne unsterblich.

Die Polkörperchen

Bei der Reifeteilung und Befruchtung einer Eizelle entstehen die so genannten Polkörperchen. Diese bestehen aus überzähligen Chromosomen, die aus der Eizelle ausgeschleust wurden, damit sich das genetische Erbmaterial nicht von Generation zu Generation verdoppelt. So enthält die befruchtete Eizelle nach ihrer Verschmelzung mit einer Samenzelle wieder den normalen, doppelten Chromosomensatz. Die moderne Reproduktionsmedizin kann aus der Analyse des genetischen Materials in den beiden Polkörperchen von Mann und Frau Rückschlüsse auf die genetische Ausstattung der Eizelle ziehen.

Der Chromosomensatz

Ein gesunder Mensch hat 46 Chromosomen, 23 vom Vater und 23 von der Mutter. Während ihrer Entwicklung haben Ei- und Samenzelle jeweils die Hälfte ihrer ursprünglich 46 Chromosomen ausgeschleust. Nach der Verschmelzung enthält die neue Mutterzelle somit wieder einen vollständigen, doppelten Chromosomensatz. Ohne diese Halbierung würde sich das genetische Material sonst von Generation zu Generation verdoppeln.

Durch die Gene geben Vater und Mutter an ihre Nachkommen jene Informationen weiter, die wesentlich die neuen Lebensvorgänge bestimmen. Die Chromosomen werden allerdings nicht nur neu kombiniert, sondern die Erbsubstanz wird auch neu geprägt. Die Fachwelt nennt diesen Vorgang genetisches Imprinting. So ist zu erklären, dass vorhandene (vererbte) Eigenschaften in ihrer Ausprägung sehr variieren können.

Die Chromosomen untersuchen

Eine Chromosomenanalyse wird empfohlen, wenn in der Familie bestimmte Erbkrankheiten auftreten oder das Spermiogramm sehr schlecht ist (Seite 111). Dabei werden die Chromosomen nach auffälligen Veränderungen untersucht. Auch während der Schwangerschaft kann im Rahmen der pränatalen Diagnostik eine Chromosomenuntersuchung durchgeführt werden. Eine Methode ist die so genannte Amniozentese, bei der aus der Fruchtblase Fruchtwasser entnommen wird. Die zweite Möglichkeit heißt Chorionzottenbiopsie. Bei diesem Verfahren wird aus dem Chorionmantel, der um den Embryo liegt, Gewebe entnommen.

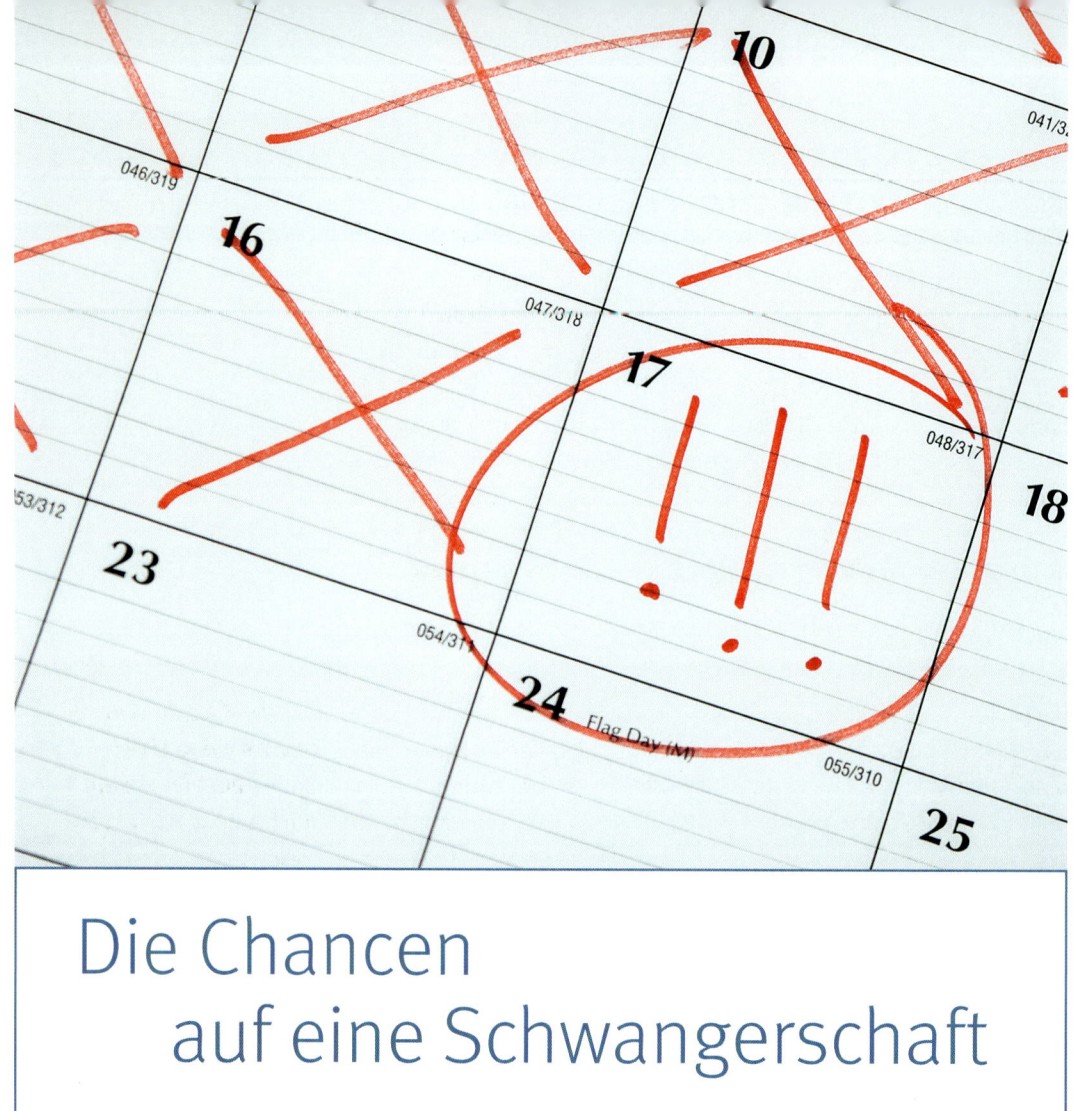

Die Chancen
auf eine Schwangerschaft

Im vorigen Kapitel wurde deutlich, wie komplex die Vorgänge im Körper von Mann und Frau sowie das Zusammenspiel beider sind. Da lohnt es sich, genauer hinzuschauen, wann es überhaupt zu einer Befruchtung kommen kann. Denn nicht jeder Tag innerhalb eines Monatszyklus ist fruchtbar und nicht jeder fruchtbare Tag bietet die gleiche Chance auf eine Schwangerschaft. Die Wahrscheinlichkeit an den einzelnen Tagen des Zyklus kann ziemlich exakt berechnet werden.

Wie hoch ist die Wahrscheinlichkeit?

Genau genommen ist eine Frau nur etwa 12 bis 18 Stunden im Monat fruchtbar, denn das entspricht der ungefähren Befruchtungsfähigkeit der Eizelle. In Wirklichkeit sind es jedoch etwa vier Tage. Das wiederum liegt daran, dass die Spermien im inneren Genitale so lange überleben können und befruchtungsfähig bleiben (Seite 16). Da die Zykluslänge und insbesondere der Tag des Eisprungs erheblich variieren können (Seite 14), ist es am zuverlässigsten, im individuellen Zyklus den Tag des Temperaturanstiegs als Ausgangspunkt zu nehmen. Wie Sie diesen Zeitpunkt und damit Ihre fruchtbare Phase selbst herausfinden können, erfahren Sie ab Seite 48.

So lange dauert es – statistisch gesehen

Besonders interessant ist für viele Paare die Frage, wie lange es im Durchschnitt dauert, bis die Frau schwanger wird. Neuesten wissenschaftlichen Studien zufolge wurden nach drei Monatszyklen 68 Prozent und nach sechs Zyklen 81 Prozent aller Frauen schwanger, die in der fruchtbaren Zeit mit ihrem Partner Verkehr hatten. Nach zwölf Zyklen waren 92 Prozent schwanger. Aber auch für die übrigen 8 Prozent der Paare, die nach einem Jahr noch nicht erfolgreich sind, ist die Wahrscheinlichkeit, auf natürlichem Weg schwanger zu werden, hoch: Etwa die Hälfte der Frauen wird in den nächsten 36 Monaten schwanger. Also kein Grund zur Sorge, sofern nicht die biologische Uhr (Seite 25) gegen Sie arbeitet.

TIPP: Haben Sie etwas Geduld!
Selbst bei Verkehr am fruchtbarsten Zyklustag werden nur etwa 27 Prozent der Frauen schwanger. Es hat also noch nichts zu bedeuten, wenn es nicht sofort klappt.

Die besten Tage

Eine groß angelegte europäische Studie zeigt die Wahrscheinlichkeit einer Schwangerschaft an den verschiedenen Zyklustagen (Grafik Seite 24). Schon auf den ersten Blick ist deutlich zu erkennen, dass die Chancen einer Schwangerschaft enorm variieren. Besonders gravierend ist der Unterschied der Wahrscheinlichkeit zwischen dem Tag »–8« und dem Tag »–2«: Bei Letzterem sind die Chancen rein statistisch betrachtet 85-mal so hoch! Der erste Tag des Temperaturanstiegs ist der Tag »0«. Der Eisprung findet meist am Tag davor statt, also bei »–1«.

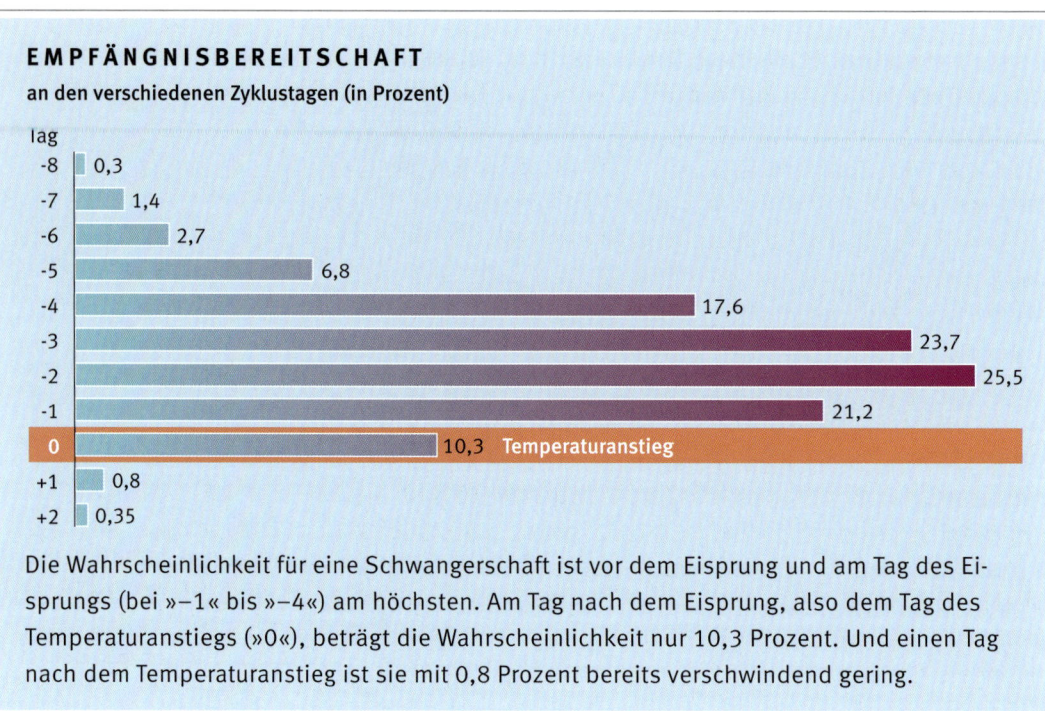

EMPFÄNGNISBEREITSCHAFT

an den verschiedenen Zyklustagen (in Prozent)

Tag
- -8   0,3
- -7   1,4
- -6   2,7
- -5   6,8
- -4   17,6
- -3   23,7
- -2   25,5
- -1   21,2
- 0   10,3   Temperaturanstieg
- +1   0,8
- +2   0,35

Die Wahrscheinlichkeit für eine Schwangerschaft ist vor dem Eisprung und am Tag des Eisprungs (bei »–1« bis »–4«) am höchsten. Am Tag nach dem Eisprung, also dem Tag des Temperaturanstiegs (»0«), beträgt die Wahrscheinlichkeit nur 10,3 Prozent. Und einen Tag nach dem Temperaturanstieg ist sie mit 0,8 Prozent bereits verschwindend gering.

Entscheidend ist also, die Tage unmittelbar vor dem Eisprung im Zyklus festzustellen. Dies kann zum ersten Mal praktisch erst rückblickend nach einem Monat erfolgen, denn der Eisprung findet vor dem Temperaturanstieg statt. Die fruchtbare Zeit beginnt mit dem ersten Auftreten von Zervixschleim, an dessen Höhepunkt – er ist dann durchsichtig und dehnbar – der Eisprung unmittelbar bevorsteht. Wenn Sie jetzt Geschlechtsverkehr haben, ist die Wahrscheinlichkeit, schwanger zu werden, am höchsten.

Andere statistische Erkenntnisse

Vorausgesetzt, eine Frau hat einen normalen Eisprung, ist bei guter Gesundheit und hat im entscheidenden Zeitraum Geschlechtsverkehr, wird statistisch betrachtet von den 15-Jährigen jede Zweite, den 25-Jährigen jede Dritte und den 35-Jährigen jede Sechste innerhalb eines Zyklus schwanger.

Die biologische Uhr

Das Drei-Phasen-Modell Ausbildung – Beruf – Familie (Seite 9) ist zwar sehr vernünftig. Es führt aber auch dazu, dass Frauen bei der Geburt ihres ersten Kindes immer älter werden. So sind Erstgebärende in Deutschland heute im Durchschnitt 29 Jahre alt, 1998 waren sie noch 25 Jahre. Das Alter erschwert bei vielen Paaren die (schnelle) Erfüllung des Kinderwunsches, denn auch die Eizellen sind so alt wie die Frau selbst. Deshalb sind sie mit 35 Jahren nicht mehr so befruchtungsfähig wie noch vor dem 30. Geburtstag. Hinzu kommt, dass ältere Eizellen häufiger Chromosomenschäden aufweisen, was die Wahrscheinlichkeit einer Schwangerschaft reduziert und die einer Fehlgeburt erhöht. Außerdem summieren sich im Laufe der Jahre verschiedene ungünstige Einflüsse: zum Beispiel Infektionen (ab Seite 97), Operationen am Eierstock wegen einer Endometriose (Seite 104) sowie Stress- und Umweltfaktoren.

Und wie ist das bei Männern? Weil ihre Samenzellen täglich neu gebildet werden, bleiben Männer auch im hohen Alter noch fruchtbar. Allerdings nehmen Anzahl, Qualität und Beweglichkeit der Spermien mit zunehmendem Alter ab. Die Fruchtbarkeit beeinträchtigt das jedoch weit weniger als bei der Frau.

Im Hintergrund tickt für ein Paar mit Kinderwunsch also tatsächlich die biologische Uhr: Die statistische Wahrscheinlichkeit, dass eine Schwangerschaft eintritt, nimmt im Prinzip mit zunehmendem Alter ab. Das sagt aber nichts über Ihre individuelle Fruchtbarkeit. Denn weshalb soll gerade Ihr Körper der Statistik folgen? So kann in einem Monat eine ungesunde Eizelle heranreifen, im nächsten wieder eine gesunde. Entscheidend ist letztlich die Zahl der noch vorhandenen Eianlagen, die so genannte ovarielle Reserve. Durch die Bestimmung des Anti-Müller-Hormons (AMH) im Blut kann diese abgeschätzt werden.

RISIKOSCHWANGERSCHAFT – WAS IST DAS EIGENTLICH?

Bei Schwangeren ab 35 Jahren gibt es theoretisch einige erhöhte Risiken. Zu den Komplikationen, die im Vergleich zu jüngeren Schwangeren etwas häufiger auftreten, gehören eine Zuckerkrankheit (der so genannte Schwangerschaftsdiabetes), erhöhter Blutdruck mit Ausbildung einer Gestose (im Volksmund Schwangerschaftsvergiftung genannt), eine erhöhte Gefahr von Fehl- und Frühgeburten und mehr Mangelgeburten (geringeres Geburtsgewicht). Zudem steigt die Rate an Kaiserschnittentbindungen.

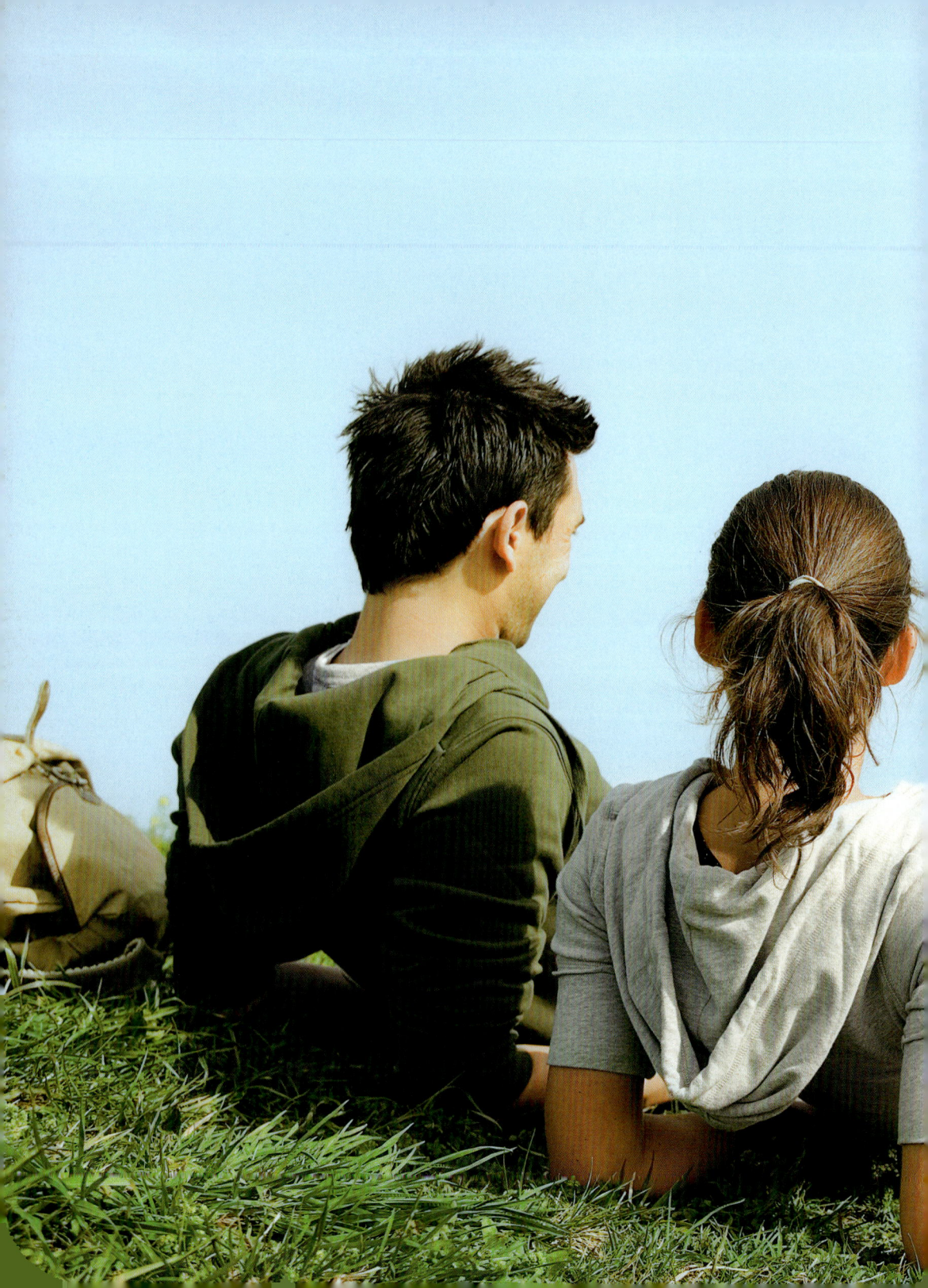

DIE BESTEN VORAUSSETZUNGEN

Damit sich Ihr Kinderwunsch leichter erfüllt, können Sie vieles tun. Neben einer liebevollen Beziehung ist ein Leben in Balance die ideale Vorbereitung.

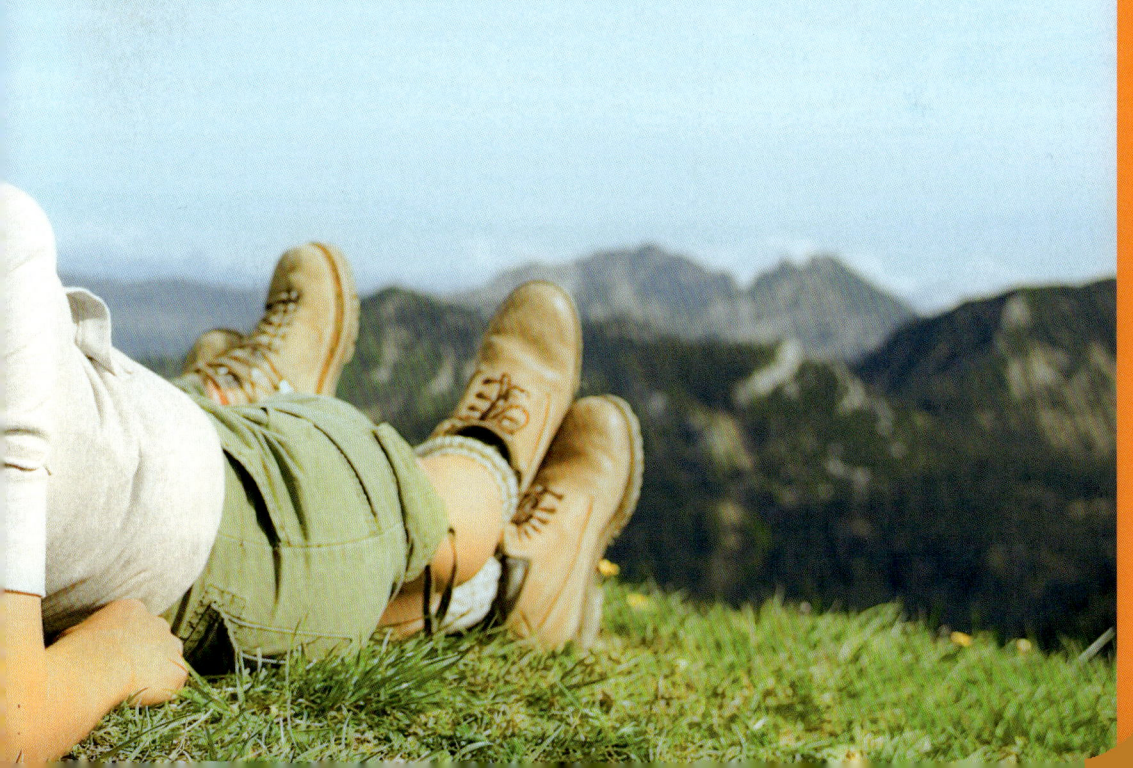

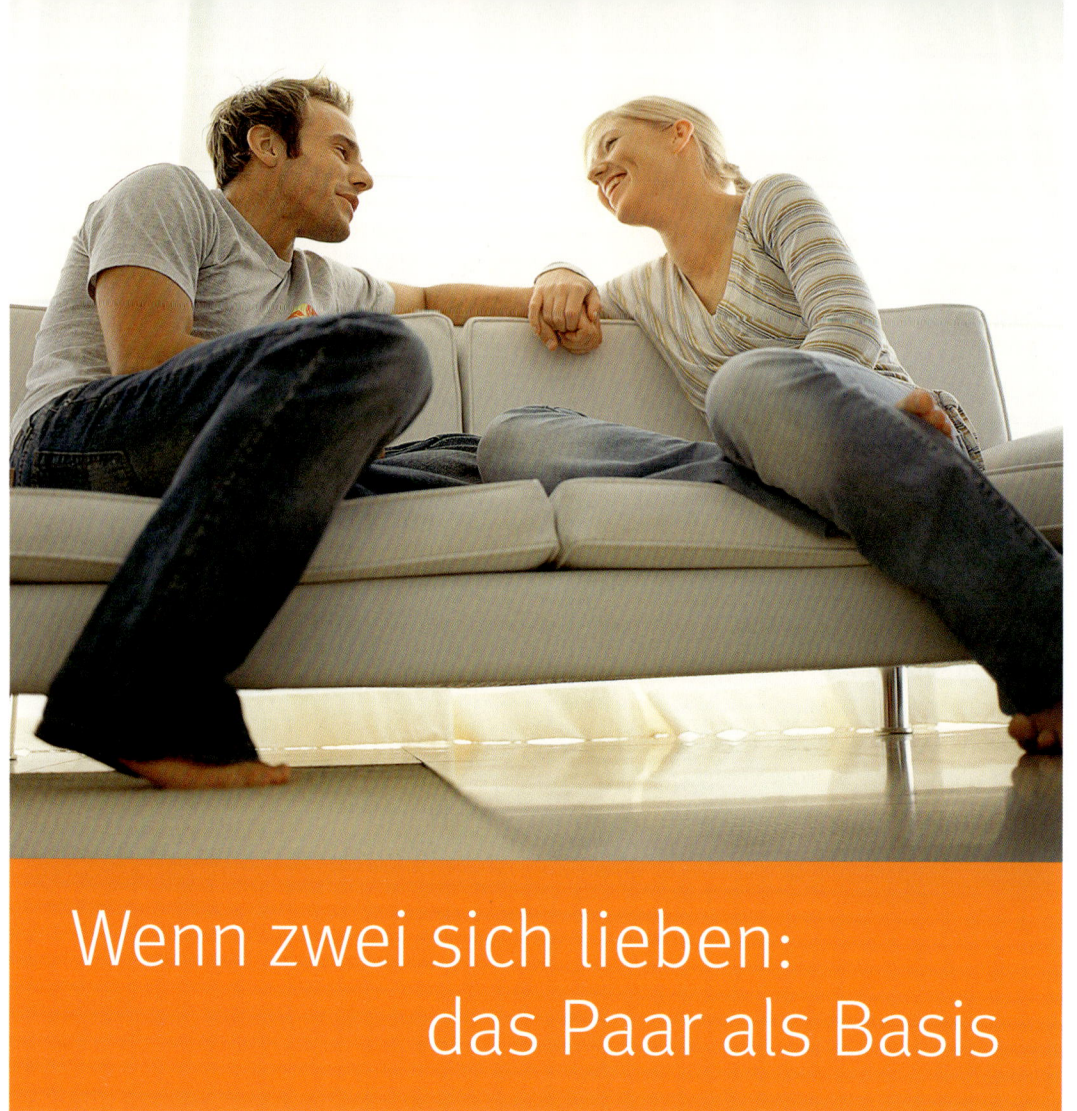

Wenn zwei sich lieben:
das Paar als Basis

Es gibt viele Gründe, warum Sie Ihrer Partnerschaft gerade jetzt viel Zeit und Aufmerksamkeit schenken sollten. Unbestritten ist es für jedes Baby das Beste, in eine liebevolle und stabile Elternbeziehung geboren zu werden. Vielleicht sind ja schon die letzten Monate Ihrer Zweisamkeit angebrochen. Das gemeinsame »Projekt«, das Sie jetzt anpacken, ist für Sie beide eine große Chance! Ein gemeinsames Kind sehen viele Paare als Krönung ihrer Liebe. Das ist eine gute Voraussetzung, um sich viel Zeit füreinander zu nehmen. Entwickeln Sie eigene Rituale, die Ihre Partnerschaft festigen und mit denen sich kleine Inseln der Begegnung und Zweisamkeit schaffen lassen. Das könnte am Wochenende ein ausgedehntes Frühstück sein, der monatliche Restaurantbesuch oder der abendliche Spaziergang. Sie können beispielsweise auch den Tag feiern, an dem Sie zusammengezogen sind, oder jenen, an dem Sie sich entschieden haben, eine Familie zu gründen. Auch kleine, wiederkehrende Gesten etwa beim Abschied und liebe Worte auch mal zwischendurch gehören dazu. Solche Rituale unterstützen Sie dabei, wieder selbstverständlicher zueinanderzufinden, wenn das Baby da ist.

Mut zur Offenheit

Ein wichtiges Thema zwischen Ihnen ist nun Ihr gemeinsamer Kinderwunsch. Nehmen Sie sich ausreichend Zeit, um miteinander zu reden. Das betrifft sowohl den Austausch über Alltägliches als auch über anstehende Veränderungen, Sorgen und Unstimmigkeiten. Versuchen Sie, alte Verletzungen, wiederkehrende Missverständnisse und Streitpunkte aus dem Weg zu räumen. Wenn Sie zu zweit nicht weiterkommen, bitten Sie einen gemeinsamen Freund, bei solchen Gesprächen dabei zu sein. Sprechen Sie alles an, was Sie auf dem Herzen haben. Das befreit, schafft Vertrauen und vertieft letztlich Ihre Beziehung.

Die Ambivalenz der Gefühle

Oft ist der Kinderwunsch auch mit gemischten Gefühlen verbunden. Auf der einen Seite steht eine optimistische Vorfreude auf die Zeit zu dritt, auf das Baby im Arm und die erwarteten schönen Stunden. Auf der anderen Seite stehen die Zukunftsängste, die Ungewissheit, ob alles auch so kommen wird, wie Sie es sich erträumen. Mit dieser Ambivalenz sind die meisten Paare in der Kinderwunschzeit konfrontiert. Das Wichtigste ist, dass Sie darüber sprechen und sich auch gegenseitig Mut machen. Natürlich werden Sie neben vielen überwältigenden Glücksgefühlen auch beschwerliche Herausforderungen erleben. Aber Sie gehen mit der Gründung einer Familie auch einen wichtigen Schritt in die

EINE ENTSCHEIDUNG FÜRS LEBEN
Ein eigenes Kind verändert das Leben radikal. Vielleicht ist es der größte Einschnitt, den Menschen in ihrer Biografie erleben.

Zukunft, Sie erweitern Ihr eigenes Ich und bekommen ganz neue Möglichkeiten zur Persönlichkeitsbildung. Achten Sie aber darauf, dass der Kinderwunsch nicht alles beherrscht.

Vorsicht, Druck!

Sorgen Sie dafür, dass aus Ihrem Wunsch keine fixe Idee wird, von der Ihr ganzes Glück abhängt. Denken Sie auch über einen »Plan B« nach: Was ist, wenn sich unser Kinderwunsch nicht erfüllt? Sie müssen zwar auf diese Frage jetzt noch keine Antwort haben, Sie sollten sie aber auch nicht ganz ausklammern. Betrachten Sie die Zeit des Wartens auf die Schwangerschaft stets als eine besondere Gelegenheit, Ihre Beziehung reifen zu lassen!

Das Risiko ist groß, dass Paare, die ein Kind möchten, nur noch einen Gedanken haben: Wird es heute (endlich) klappen? Damit setzen sie sich unter Erfolgszwang, und die Ungezwungenheit geht verloren. Gerade wenn die Frau bereits älter ist und die biologische Uhr im Hintergrund hörbar tickt, besteht die Gefahr, dass jeder Geschlechtsverkehr unter großer Anspannung und Erfolgsdruck stattfindet. Der Mann fühlt sich unter solchen Bedingungen nicht selten zum Objekt degradiert, das nur für den notwendigen Samen sorgen soll.

Bleiben Sie gelassen

Gelassenheit hilft – Sie können ohnehin nichts erzwingen! Vertrauen Sie auf den natürlichen Lauf der Dinge und geben Sie sich und Ihrem Körper Zeit. Lassen Sie Ihr Leben nicht ausschließlich um den Kinderwunsch kreisen. Das Wichtigste an Ihrer gemeinsamen Sexualität sollte nach wie vor das Erleben von emotionaler und körperlicher Nähe sein. Sehen Sie Ihren Kinderwunsch als mögliche zusätzliche Gemeinsamkeit.

Und wenn Sie doch immer nur ans Schwangerwerden denken? Dann machen Sie es wie mit anderen Terminen auch: Versuchen Sie, das Thema auf einen späteren Zeitpunkt zu vertagen. Notieren Sie in Ihrem Kalender in etwa sechs Monaten, dass Sie erneut über die Situation Kinderwunsch nachdenken möchten. Bis dahin betrachten Sie die Angelegenheit als erledigt.

TIPP: Nicht länger als eine Stunde Sprechen Sie maximal eine Stunde täglich über mögliche Ihre Fruchtbarkeitsprobleme miteinander. Damit das Gespräch konstruktiv ist, sollte jeder dem anderen gut zuhören.

GU-ERFOLGSTIPP   ANTWORTEN AUF DIE »GRETCHENFRAGE«

Sie sind es leid, immer wieder nach Ihrem Kinderwunsch gefragt zu werden? Statt in aller Ausführlichkeit Ihre Überlegungen zu begründen, können Sie sich einige pfiffige Standardantworten parat legen, die je nach Gesprächspartner variieren dürfen. Wie wär's mit ...

> Erst nach unserer Reise zum Mond.

> Erst wenn wir selbst groß sind, wollen wir Kinder haben.

> Dazu müssen wir die späteren Großeltern noch um Erlaubnis fragen.

> In diesem Jahr ist mir noch kein Klapperstorch begegnet.

> Für IT-Spezialisten: »under construction!«

Und was sagen wir den anderen?

Sobald Ihr gemeinsamer Kinderwunsch feststeht, sollten Sie sich überlegen, wie Sie damit gegenüber Ihren Mitmenschen umgehen möchten. Viele Paare erzählen nichts über ihren Kinderwunsch, so lange sie in der Versuchsphase sind. Das erspart ihnen, dass Familie und Freunde sich monatlich nach dem Erfolg erkundigen. Andere Paare gehen dagegen mit ihrem Kinderwunsch ganz offen um. Wichtig ist nur, dass Sie sich mit Ihrem Partner darauf einigen, wie Sie die Situation handhaben möchten, und dann natürlich an einem Strang ziehen. Sonst könnte einer von Ihnen verletzt sein, wenn der andere darüber erzählt. Schließlich müssen Sie – jedenfalls so lange Sie im gebärfähigen Alter sind – damit rechnen, mit den Fragen konfrontiert zu werden, ob und wann Sie denn Kinder bekommen möchten.

Wenn Sie gerade Ihre Periode bekommen haben, obwohl Sie (vielleicht wieder einmal) hofften, schwanger zu sein, kann Sie eine solche Bemerkung kalt erwischen. Damit Ihnen das nicht passiert, können Sie sich mit einigen schlagfertigen Antworten wappnen (GU-Erfolgstipp oben).

Der Sex verändert sich

Selbst wenn Sie sich trotz Kinderwunsch die Unbefangenheit und Lust erhalten können, verändert sich der Sex. Er dient nun nicht mehr – wie bisher – ausschließlich der Lustbefriedigung, bei der

Vorsichtsmaßnahmen zur Empfängnisverhütung getroffen wurden. Eine neue Motivation, Aufgabe und gerade für die Männer eine Herausforderung ist der bewusste Umgang mit der Sexualität, um neues Leben zu schaffen! Dabei können unvermutet Probleme auftreten: Unter Druck kommt es vielleicht zu Erektionsschwierigkeiten oder ausgeprägter Lustlosigkeit, Letzteres beim Mann ebenso wie bei der Frau. Erfahrungsgemäß kann da die unverblümte Unterscheidung zwischen zweck- und lustorientiertem Sex helfen. Also: Alles zu seiner Zeit!

Nicht nur Mittel zum Zweck

Finden Sie für beides den richtigen Zeitpunkt: Planen Sie den zweckorientierten Sex (Kasten gegenüber) und erhalten Sie sich den lustorientierten Sex außerhalb der fruchtbaren Zeit. Damit beugen Sie einer möglichen Frustration vor, die vor allem dann entsteht, wenn Sie schon ein paar Monate vergeblich auf eine Schwangerschaft warten. Davon abgesehen: Häufiger Sex lässt nicht nur die Glückshormone (Endorphine) in höherer Konzentration zirkulieren, sondern erhöht auch die Trefferquote erheblich. Und der Qualität der Spermien schadet er auch nicht, obwohl das fälschlicherweise immer wieder behauptet wird. Nach

GU-ERFOLGSTIPP   PLATZ FÜR DIE LIEBE

Um Ihrer Liebe Raum zu geben, können Sie Fotos aus Ihrer ersten Verliebtheitsphase ansehen und sich diese Zeit damit wieder in Erinnerung rufen. Oder Sie unternehmen etwas, das Sie beide interessiert. Egal, ob kulturelle Veranstaltungen oder ein Kochkurs – Hauptsache, Sie erleben etwas zu zweit! Vielleicht können Sie einen lang gehegten gemeinsamen Traum verwirklichen, etwa eine Reise machen oder ein Möbelstück für Ihre Wohnung anschaffen. Oder Sie legen ein Partnerschaftsbuch an, in das Sie regelmäßig Ihre Gedanken und Erlebnisse schreiben. Vielen Paaren gefällt es auch, sich aus einem gemeinsam gelesenen Buch abwechselnd vorzulesen. Daraus entstehen oft interessante Gespräche, bei denen Sie möglicherweise sogar eine neue Seite Ihres Partners entdecken. Wofür Sie sich auch entscheiden – es soll Ihre Beziehung vertiefen.

neuesten Untersuchungen besitzt das Ejakulat alle zwei bis drei Tage die höchste Quantität, also die größte Spermienmenge, und die beste Qualität. Wie Sie die Spermienqualität gezielt verbessern können, erfahren Sie auf Seite 81.

Die Natur hilft – gerade der Frau

Der erfolgversprechendste Zeitpunkt für die Zeugung ist an den fruchtbaren Tagen vor dem Einsprung, wenn der Zervixschleim ganz klar und sehr spinnbar ist. Die Natur hat es so eingerichtet, dass in dieser Zeit die sexuelle Lust der meisten Frauen häufig am größten ist. Kontraktionen der Gebärmutter beim Sex erleichtern den Spermien den Weg im Gebärmutterhals. Diesen müssen sie durchwandern, um schließlich zu einer Eizelle zu gelangen, die befruchtet werden soll.

FRUCHTBARE LIEBESSPIELE

Zwar gibt es nach wissenschaftlichen Erkenntnissen beim Geschlechtsverkehr keine erfolgversprechenden Positionen, um leichter schwanger zu werden. Doch es gibt durchaus ein paar »Tricks«, mit denen Sie die Wahrscheinlichkeit erhöhen können.

> Am meisten Erfolg verspricht Geschlechtsverkehr an den fruchtbarsten Tagen. Die Natur hat es so eingerichtet, dass die sexuelle Lust der meisten Frauen in dieser Zeit am größten ist.

> Falls Sie auffallend geringe Mengen Ejakulat festgestellt haben, sollten Sie einen Arzt zu Rate ziehen. Je nach Befund kann die und Kontaktzeit die Befruchtung unterstützen. Dafür wiederum gibt es günstigere und weniger günstige Positionen.

> Liegt die Frau unten, kann sie das Becken hochlagern. So fließt der Samen direkt in den Gebärmutterhals.

> Als ungünstig gilt dagegen Sex im Stehen.

> Verzichten Sie auf alles, was das Scheidenmilieu verändert. Dazu gehören Speichel, Gleitcremes und Waschen mit Seife unmittelbar vor dem Verkehr.

> Anders als beim Mann ist bei der Frau kein Orgasmus notwendig, damit sie schwanger wird. Allerdings erleichtern die Kontraktionen den Spermien den Weg in den Gebärmutterhals.

> Nebenbei: Es dient nicht nur der Erhöhung der Befruchtungschancen, wenn Sie beide nach dem Sex noch eine Weile liegen bleiben. Ein genussvoller Nachklang sorgt für besondere Intimität!

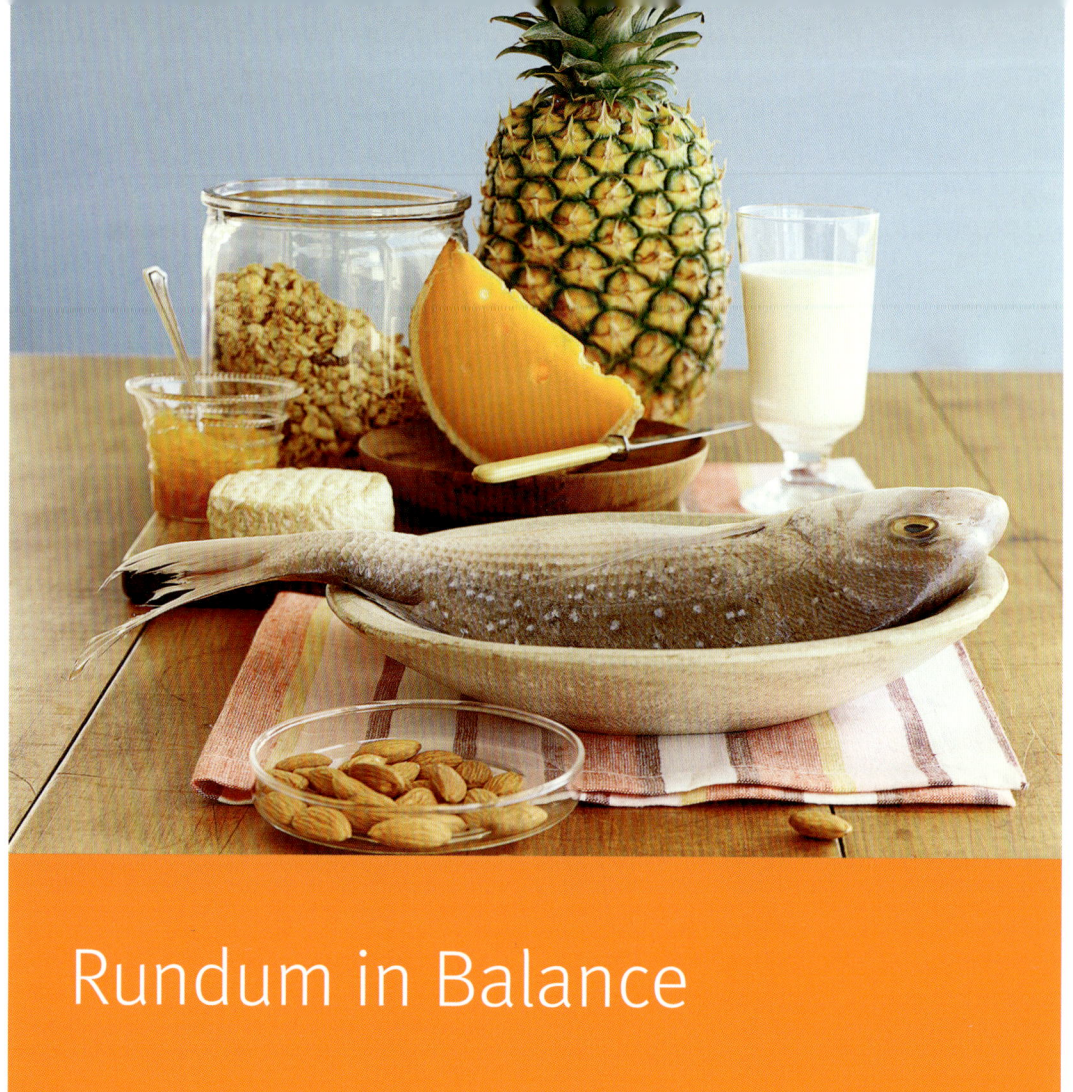

Rundum in Balance

Mit einer gesunden Lebensführung und einigen Vorsorgemaß-
nahmen können Sie Ihren Kinderwunsch ideal unterstützen. Sie
verringern nicht nur bestimmte Risiken, sondern begünstigen
auch Ihre Fruchtbarkeit. Viele Paare wissen gar nicht, was sie
schon im Vorfeld für eine Schwangerschaft tun können. Nutzen
Sie also die Chancen, die Ihnen eine bewusste Familienplanung
bietet, und fangen Sie bei Ihrer Lebensführung an. Versuchen Sie,
Arbeit und Freizeit in ein gesundes Verhältnis zu bringen.

Mit Stress richtig umgehen

Vermeiden Sie zu viel Stress – er schadet nicht nur Ihrer Gesundheit, sondern auch Ihrer Fruchtbarkeit: Bei der Frau gerät der Hormonhaushalt durcheinander, der auch für den Eisprung verantwortlich ist. Beim Mann leidet die Qualität des Samens. Haben Sie, etwa aus beruflichen Gründen, wenig Einfluss auf Stressfaktoren, sollten Sie eine der vielen Entspannungstechniken erlernen, mit deren Hilfe Sie in Ihrer Freizeit abschalten und entspannen können. Am besten eignen sich dafür Yoga, Progressive Muskelrelaxation nach Jacobson sowie Autogenes Training. Wenn Sie keinen Kurs belegen wollen, helfen entsprechende Bücher (Buchtipps Seite 122). Ganz ohne Hilfsmittel und sofort können Sie mit einem einfachen Stressmanagement (unten) beginnen.

Wichtig für ein ausgeglichenes und freudvolles Leben ist neben einem zufriedenen Berufsalltag auch eine wohltuende Freizeitgestaltung, zu der neben ausreichend Schlaf auch anregende Unternehmungen in der Natur oder kulturelle Veranstaltungen gehören.

Ein erfolgreiches Stressmanagement

Stressmanagement ist in unserer Zeit ein häufig bemühtes Zauberwort, das nicht immer hält, was es verspricht, weil es im Alltag kaum umsetzbar ist. Mit folgenden einfachen Methoden können Sie Ihren Stress allerdings gut in den Griff bekommen:

> Legen Sie Prioritäten fest, die Sie nacheinander abarbeiten.
> Versuchen Sie, sich strikt an Ihre Prioritätenliste zu halten.
> Führen Sie eine To-do-Liste. Das macht nicht nur den Kopf frei, sondern schafft auch Befriedigung, wenn ein Punkt nach dem anderen als erledigt abgehakt werden kann.

Bewegung und Sport

Regelmäßige Bewegung und Sport wirken sich bei allen Menschen generell positiv auf das körperliche und seelische Wohlbefinden aus. Das ist längst hinreichend bekannt. Für Sie vielleicht neu: Sie müssen auch wegen Ihrer geplanten Schwangerschaft grundsätzlich keine Einschränkungen in Kauf nehmen, es sei denn, Sie betreiben Hochleistungssport, denn dieser kann bei

TIPP: Das richtige Umfeld

Je ruhiger die Atmosphäre, desto eher gelingt es, zu entspannen. Also Stecker raus: vom Radio, vom Fernseher und möglichst auch vom Telefon.

Frauen zu Zyklusstörungen führen. Ideal sind leichtes körperliches Training, etwa Walking oder Radfahren. Beides hat den großen Vorteil, dass Sie es normalerweise auch während der Schwangerschaft beibehalten und gemeinsam mit Ihrem Partner absolvieren können. Aber auch andere Sportarten, die Ihnen Spaß machen und Ihrer Gesundheit bislang gut taten, können Sie in verträglichen Maßen weiterhin betreiben. Sobald Sie schwanger sind, sollten Sie allerdings mit Ihrem Arzt abklären, welcher Sport für Sie geeignet ist. Ein generelles Sportverbot in der Schwangerschaft wird er zum Beispiel bei Blutungen aussprechen.

Auch die männliche Fruchtbarkeit wird durch sportliche Aktivitäten – vor allem durch mäßigen Ausdauersport – gefördert. Noch nicht sicher sind sich Experten, ob der beim intensiven Radsport ausgeübte Druck auf das Gefäß-Nervenbündel des Genitales die Zeugungsfähigkeit einschränken kann. Deshalb empfehlen wir Männern, während der Kinderwunschphase auf exzessives Fahrradfahren zu verzichten. Nehmen Sie keine Medikamente wie etwa Anabolika zur körperlichen Leistungssteigerung, da sie die Samenzellbildung dauerhaft schädigen!

Eine ausgewogene Ernährung

Wenn Sie ein Kind planen, haben Sie noch einen Grund mehr, sich ausgewogen zu ernähren. Denn tatsächlich wirken sich die Nährstoffe, die Sie aufnehmen, nicht nur auf Ihre Gesundheit, sondern auch auf die Ihres zukünftigen Babys aus. Essen Sie also möglichst abwechslungsreich. Achten Sie immer auf Qualität und Frische der Nahrung. Wenn Sie reichlich frisches Obst und Gemüse der Saison (und Region) essen, nehmen Sie zudem viele Vitamine und Mineralstoffe auf, die für eine mögliche Schwangerschaft günstig sind. Wichtig ist vor allem, dass Sie die Nahrungsmittel gut vertragen. Also: Horchen Sie in sich hinein, wie Sie sich nach dem Essen fühlen: müde, aufgebläht, unzufrieden? Dann hat irgendetwas nicht gestimmt! Die Nahrungsmittel sollen in jedem Fall gut verdaulich sein – gekocht sind sie das am ehesten, gerade wenn Sie zu den eher verfrorenen Menschen gehören. Was viele nicht wissen: Die Nahrung beeinflusst die Fruchtbarkeit

WICHTIG
Vergessen Sie das Trinken nicht! Viele Menschen trinken zu wenig. Täglich etwa zwei Liter Wasser oder Kräutertee sollten es nach Ansicht von Experten auf jeden Fall sein.

und später natürlich die Entwicklung des Babys im Mutterleib. Neben Vitaminen benötigt der Körper noch weitere Mikronährstoffe, um nicht unterversorgt zu sein.

Kleine Extras

Frauen zwischen 25 und 51 Jahren haben – so die Deutsche Gesellschaft für Ernährung – oft einen Mangel an so genannten Mikronährstoffen. Das wird zum Teil auf die Pille als Verhütungsmittel zurückgeführt, die insbesondere die Aufnahme von Folsäure und Jod mindert. Gerade diese Nährstoffe spielen für die Fruchtbarkeit (und das Ungeborene) eine große Rolle. Aber auch andere Vitamine, Eisen und Kalzium sind ausgesprochen wichtig. In welchen Nahrungsmitteln sie stecken und was genau sie bewirken, zeigt die Tabelle auf Seite 40.

Schon jetzt mehr Folsäure

Schwangeren wird schon seit Jahren routinemäßig ein Folsäure-Präparat verabreicht. Es unterstützt den Aufbau von Zellen des Kindes im Mutterleib und beugt damit beispielsweise einem Neuralrohrdefekt (der so genannte offene Rücken) beim Neugeborenen vor. Folsäure ist vor allem in Brokkoli, Grünkohl, Rosenkohl, Spinat, Endiviensalat, Petersilie, Tomaten, Sojabohnen, aber auch in Eigelb und Hefe enthalten.

Über die Nahrung wird Folsäure oft nur unzureichend aufgenommen oder im Stoffwechsel nur mangelhaft umgewandelt. Deshalb empfehlen Ärzte Frauen mit Kinderwunsch bereits vor einer Schwangerschaft die Einnahme von Folsäure-Tabletten. Damit ist auch die ausreichende Versorgung des Embryos in der Frühschwangerschaft gewährleistet. Vor allem Frauen, die über einen längeren Zeitraum die Antibaby-Pille genommen haben, leiden oft an Folsäuremangel. Entsprechende Präparate sollten nach heutigen Erkenntnissen 800 µg Folsäure und davon 400 µg Metafolin, eine biologisch aktive Form der Folsäure, enthalten. Sie bekommen Folsäurepräparate ohne ärztliche Verordnung in der Apotheke. Krankenkassen übernehmen die Kosten dafür im Normalfall nicht.

TIPP: Nur bei gesunder Verdauung Nahrungsergänzungsmittel wie Vitamine und Mineralien sind nur dann sinnvoll, wenn Ihre Verdauung in Ordnung ist und Sie nicht unter Durchfall, Blähungen oder Verstopfung leiden!

Jod: wichtig für die Hormone

In Deutschland ist vor allem der Süden ein Jodmangelgebiet. Wenn Sie hier leben, müssen Sie vermehrt Jod aufnehmen, damit Ihre Schilddrüse – und damit auch Ihre Hormonproduktion! – gut funktioniert und die Nerven- und Gehirnzellen des Ungeborenen sich gut entwickeln können. Verwenden Sie jodiertes Speisesalz oder Meersalz und essen Sie regelmäßig Seefisch, Feldsalat, Brunnenkresse und Eier.

Eisen: gut fürs Blut

Viele Frauen leiden unter einem latenten Eisenmangel. Am höchsten ist er durch den Blutverlust nach der Periode sowie während der Schwangerschaft. Normalerweise müssen Sie jedoch keine Präparate einnehmen, sondern können über die Nahrung verstärkt Eisen aufnehmen, wenn Sie zum Essen zum Beispiel etwas Orangensaft trinken. Denn das in Orangen enthaltene Vitamin C fördert die Eisenverwertung des Körpers. Essen Sie verstärkt eisenreiche Nahrungsmittel wie etwa rotes Fleisch, Fisch und Eier. Im Kräuterhaus oder in der Apotheke bekommen Sie Saftmischungen mit Eisen, die oft wesentlich magen- und darmverträglicher sind als reine Eisenpräparate.

WICHTIG
Eisenpräparate sollten Sie wegen ihrer Nebenwirkungen nur bei nachgewiesenem Mangel einnehmen.

Kalzium: kräftigt die Knochen

Normalerweise ist unser Körper durch die Nahrung ausreichend mit Kalzium versorgt. Allerdings braucht das Ungeborene bereits ab der vierten Woche, also noch vor dem positiven Schwangerschaftstest, verstärkt Kalzium aus dem mütterlichen Organismus für seine Knochen- und Zahnbildung. Deshalb ist es gut, wenn Sie schon jetzt vorbeugen und reichlich Kalzium zu sich nehmen. An erster Stelle werden dafür Milch und Milchprodukte empfohlen, die gelegentlich schlecht vertragen werden. Auch Getreide, grüne Blattgemüse, Löwenzahn, Sardinen und Schalentiere enthalten sehr viel Kalzium. Außerdem bekommen Sie über ein kalziumreiches Mineralwasser eine Extra-Portion des Mineralstoffs. Als so genannte »Kalziumräuber« gelten übrigens Fleischextrakt, Schmelzkäse, Wurst und Cola!

Vitamin D: das »Sonnenvitamin«

Vitamin D zählt zu den fettlöslichen Vitaminen, die nur kombiniert mit Fett wirksam sind. Essen Sie also Butter und Fisch und trinken Sie Milch! Um ausreichend mit Vitamin D versorgt zu sein, sollten Sie sich außerdem regelmäßig im Freien aufhalten und dort Sonne tanken – damit sind allerdings keine Sonnenbäder mit Sonnenbrand gemeint! Da Vitamin D den Kalziumhaushalt reguliert, ist es auch für die Stabilität der Knochen verantwortlich.

Nützliches gegen giftige Substanzen

Manche Nahrungsmittel enthalten Mikronährstoffe, mit deren Hilfe giftige Substanzen teilweise unschädlich gemacht werden. Dazu zählen insbesondere

> Antioxidanzien in Vitamin A, C und E (Tabelle Seite 40) sowie in Ingwer,
> Antimutagene in Magnesium und Zink (Tabelle Seite 40) sowie in grünem Tee (Katechine) und in der Süßwasseralge,
> Pektin in Äpfeln, Birnen und Bananen.

GU-ERFOLGSTIPP   KRAFTBRÜHE FÜR FRAUEN MIT KINDERWUNSCH

Folgende Brühe spendet Kraft und soll Frauen mit Kinderwunsch besondere Fruchtbarkeit verleihen. Am besten trinken Sie täglich 1 bis 2 Tassen davon.

Zutaten

3 bis 4 l Wasser | 1 Huhn oder Hühnerschenkel (vom Bio-Metzger) | 2 Karotten | 1 Stange Lauch | 1 Petersilienwurzel | 1 große Zwiebel | 1 Sellerieknolle und deren Blätter | 1 Stück Wirsing oder 13 Mangoldblätter | 2 bis 3 Zweige Thymian oder Oregano | 12 große Zweige Liebstöckel | 1 Teelöffel Koriandersamen | 1 Stück Ingwer (daumengroß) | 15 g chinesische Angelikawurzel (Dang Gui) | Würzen nach Geschmack

Zubereitung

1 Das Huhn waschen und in etwa sechs Teile zerlegen. Die übrigen Zutaten ebenfalls waschen (wenn nötig putzen bzw. schälen) und klein schneiden.
2 Alles zusammen bei hoher Temperatur zum Kochen bringen. Mindestens zwölf (!) Stunden auf kleinster Flamme köcheln lassen (kocht stark ein), abgießen, und die Kraftbrühe ist fertig.
Die Brühe können Sie auch gut einfrieren.

Nährstoffe für die Fruchtbarkeit

Der Tabelle können Sie nicht nur entnehmen, in welchen natürlichen Lebensmitteln welche Nährstoffe enthalten sind. Sie erfahren auch, was sie bewirken, um die Fruchtbarkeit zu unterstützen. Sie können Ihren Speiseplan also gezielt darauf abstimmen.

Nährstoff	gut für	die besten Lieferanten
Vitamin C	Feuchtigkeit des Zervixschleims, Spermienqualität	Paprika, Brokkoli, Zitrusfrüchte, Tomaten, Beeren, Kartoffeln, Spinat
Vitamin A	Produktion der weiblichen Sexualhormone, Entwicklung der Geschlechtszellen und des Embryos	Eier, gelbe Früchte und Gemüse, Milch und Milchprodukte, grünes Blattgemüse, Fisch
Vitamin E	Eisprung (zusammen mit Vitamin C), Entwicklung der Geschlechtszellen und des Embryos	kaltgepresste Öle, Eier, Blattgemüse, Nüsse, Weizenkeime
Vitamin D	Spermienqualität und -quantität	Fisch, Ei, Milch, Butter, Sonnenlicht!
Folsäure, Vitamin B_6 und B_{12}	Produktion von Sexualhormonen, Entwicklung der Geschlechtszellen und des Embryos	Brokkoli, Spinat, Grünkohl, Rosenkohl, Endivien, Hefe, Tomaten, Orangen, Sojabohnen, Petersilie
Jod	Produktion von Schilddrüsenhormonen und damit wichtig für die Zyklussteuerung (und für die Entwicklung des Fötus)	jodiertes Speisesalz, Meersalz, Seefisch, Feldsalat, Brunnenkresse, Eier
Eisen	Fruchtbarkeit (Mangel erhöht das Fehlgeburtsrisiko)	Fleisch, Fisch, Eier, grünes Blattgemüse, Brokkoli, Trockenfrüchte, Kirschen
Kalzium	Blutgerinnung bei Mutter und Kind, Hormongleichgewicht, Spermienqualität und -quantität	Milch und Milchprodukte, Getreide, grüne Blattgemüse, Löwenzahn, Sardinen und Schalentiere
Magnesium	Fruchtbarkeit allgemein	Algen, grünes Blattgemüse, Hülsenfrüchte, Tofu, Bananen
Zink	Menstruationszyklus, Wachstum und Zellteilung des Fötus, Spermien, Testosteronproduktion	Fleisch, Fisch, Meeresfrüchte, Eier, Vollkornprodukte, Hülsenfrüchte, Ingwer, Pilze

Das Körpergewicht im Lot

Vielen Kinderwunschpaaren ist nicht bewusst, dass auch das Körpergewicht Einfluss auf ihre Fruchtbarkeit hat. Mithilfe der Skala können Sie Ihren Body-Mass-Index (BMI) bestimmen, ohne rechnen zu müssen. Liegt Ihr BMI unter 20, gelten Sie als untergewichtig. Bei einem Wert über 25 beginnt das als unproblematisch geltende leichte Übergewicht. Und ab dem Wert von 30 sind Sie deutlich übergewichtig. Vor allem, wenn Sie wesentlich zu viel oder zu wenig wiegen, kann Ihre Fruchtbarkeit eingeschränkt sein, da dies zum Beispiel den Hormonspiegel aus dem Gleichgewicht bringt: Bei stark übergewichtigen Frauen (also mit einem BMI ab 30) kann die Funktion der Eierstöcke gestört sein, bei übergewichtigen Männern die Spermienqualität. Auch ein erhebliches Untergewicht (BMI 18 oder weniger) führt bei Frauen häufig zu Zyklusstörungen bis hin zum Ausbleiben der Menstruation und des Eisprungs.

Es gibt noch einen weiteren Grund für Sie, auf ein normales Gewicht zu achten: Auch Schwangerschaftsrisiken sind bei Normalgewichtigen geringer. Behalten Sie bei Untergewicht vor allem im Auge, dass Sie alle ab Seite 37 aufgeführten wichtigen Nährstoffe in ausreichender Menge zu sich nehmen. Haben Sie Übergewicht, beginnen Sie keine Radikalkur mit einseitiger Ernährung, sondern stellen Sie Ihre Essgewohnheiten auf längere Sicht um. Achten Sie auf Qualität und Ausgewogenheit der Nahrungsmittel und auf regelmäßige Bewegung zwei- bis dreimal pro Woche für jeweils 30 bis 60 Minuten. Eine Crash-Diät oder eine Fastenkur hingegen könnte Ihre Hormone erst recht durcheinanderwirbeln!

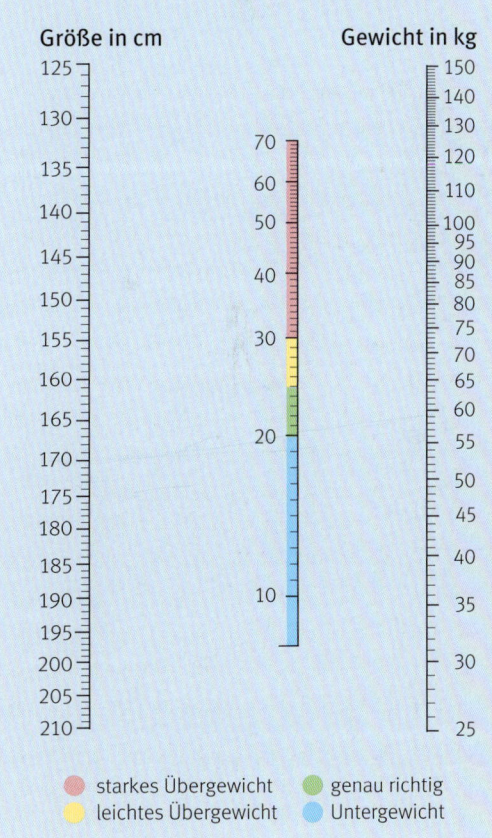

BODY-MASS-INDEX (BMI)

Um Ihren BMI zu bestimmen, ziehen Sie eine Verbindungslinie zwischen Ihrer Körpergröße und Ihrem Gewicht. Dann lesen Sie Ihren Wert auf der mittleren Skala ab.

Größe in cm — Gewicht in kg

- 🔴 starkes Übergewicht
- 🟡 leichtes Übergewicht
- 🟢 genau richtig
- 🔵 Untergewicht

Verzichten lohnt jetzt doppelt!

Bekanntlich ist weniger manchmal mehr, vor allem wenn es um so genannte Genussmittel geht, allen voran Nikotin und Alkohol. Denn nicht nur während der Schwangerschaft schaden sie Mutter und Kind, sondern sie beeinträchtigen bereits die Fruchtbarkeit von Frau und Mann. Längst ist wissenschaftlich erwiesen, dass es für eine Raucherin schwieriger ist, schwanger zu werden, als für eine Nicht-Raucherin. Ebenso ist belegt, dass sich die Spermien von Rauchern nicht so gut bewegen wie die von Nicht-Rauchern. Ursachen dafür sind die schlechtere Durchblutung, die auch die Eierstöcke und Hoden betrifft, aber auch der durch das Nikotin und die Gifte des Zigarettenrauchs veränderte Zellstoffwechsel der Geschlechtszellen. Es ist grundsätzlich am besten, ganz auf Zigaretten zu verzichten – jetzt erst recht. Und: Die Wirkung setzt sofort ein!

Auch trinken sollten Sie nicht alles: Insbesondere alkoholhaltige Getränke beeinträchtigen die Fruchtbarkeit und später das Heranwachsen des Embryos. Bei Männern reduziert ein Zuviel an Alkohol den Testosteronspiegel und die Menge der Spermien. Und Abfallprodukte des Alkoholstoffwechsels sind sogar Gift für Spermien. Auch wenn es schwerfallen sollte: Verzichten Sie weitgehend auf Alkohol und schränken Sie den übermäßigen Genuss koffeinhaltiger Getränke wie Kaffee und Cola sowie schwarzen Tee ein. Dann sind Sie in jedem Fall auf der sicheren Seite.

WICHTIG

Hände weg von Drogen! Grundsätzlich können sich alle Drogen negativ auf die Fruchtbarkeit auswirken. Selbst Cannabis kann in geringen Mengen den Eisprung verhindern und die Spermaproduktion verringern.

GESUNDE ZÄHNE

Wie wichtig gerade auch vor einer Schwangerschaft die Zahngesundheit ist, wird häufig unterschätzt. So haben amerikanische Studien einen Zusammenhang zwischen bakteriellen Entzündungen und einer erhöhten Frühgeburtsrate gezeigt. Das betrifft sowohl die chronische Zahnfleischentzündung (Gingivitis) als auch die Entzündung des Zahnhalteapparates (Parodontitis). Beide werden durch Bakterien verursacht, die sich bei einer schlechten Mundhygiene stark vermehren können.

Vorsorgen und vorbeugen

Zur Vorbereitung auf ein Kind gehört neben allen bisherigen Maßnahmen auch ein Gesundheitscheck, bei dem zum Beispiel der Impfstatus überprüft wird. Bekanntermaßen können einige ansteckende Krankheiten ein Baby im Mutterleib schädigen oder gefährden. Aber auch die Überprüfung von familiären Vorerkrankungen ist eine sinnvolle Maßnahme im Vorfeld einer Schwangerschaft.

Die Immunität prüfen

Wenn Sie rundum gesund sind, dann ist für ein Kind »das Bettchen bereitet«. Dazu gehört noch ein gutes Abwehrsystem, denn chronische Infektionen belasten den Körper sehr. Vor allem im Unterleib können insbesondere Chlamydien (Seite 100) eine Empfängnis ohne sonstige Symptome erschweren oder sogar verhindern. Ein Besuch beim Frauenarzt dient dem Ausschluss einer eventuellen Krebserkrankung oder dem Erkennen von Frühformen davon (Krebsfrüherkennung) mit einer Untersuchung der Brust.

Vor der Schwangerschaft ist auch der ideale Zeitpunkt, um vom Arzt den Impfstatus überprüfen und bei Bedarf nachimpfen zu lassen. Von Seiten der Schulmedizin werden die Grundimmunisierungen gegen Tetanus, Diphtherie, Keuchhusten, Poliomyelitis (Kinderlähmung), Hepatitis B, Masern, Mumps, Röteln und Varizellen (Windpocken) empfohlen, denn in der Schwangerschaft können solche Krankheiten problematisch werden. Aber Vorsicht: Nur ein intaktes Immunsystem kann auf Impfungen gut reagieren! Deshalb sollten Sie sich nur impfen lassen, wenn Sie sich rundum gesund fühlen.

Mittels einer empfehlenswerten Blutuntersuchung kann darüber hinaus die Immunität gegen Toxoplasmose, Zytomegalie und Ringelröteln (Parvovirus B 19) festgestellt werden. Ihr Arzt wird Sie bei Interesse bestimmt gern über die genannten Erkrankungen genauer aufklären.

TIPP: Maß halten

Nicht nur beim Essen und beim Konsum von Genussmitteln ist das rechte Maß gefragt. Ihr ganzes Leben sollten Sie so einrichten, dass Sie die Mitte zwischen den beiden Polen finden, die die Chinesen Yin und Yang nennen:

> Arbeit und Freizeit
> Ruhe und Bewegung
> Leidenschaft und Gelassenheit
> Genuss und Disziplin
> Wärme und Kälte

Risiken erkennen und mindern

Der Verlauf einer Schwangerschaft lässt sich nie vorhersehen. In den allermeisten Fällen gibt es jedoch keine oder leicht zu behebende Komplikationen. Einigen Risiken können Sie vorbeugen und manche sogar ganz verhindern, wenn Sie und Ihr Arzt gut über Vorerkrankungen und familiäre Vorbelastungen informiert sind. Erkundigen Sie sich deshalb in Ihren Familien, ob Erbkrankheiten (Seite 103), Stoffwechselerkrankungen (insbesondere Bluthochdruck, erhöhte Blutfette, Diabetes), gehäuft Fehlgeburten oder Fehlbildungen, Nervenleiden, familiäre Kinderlosigkeit bekannt sind. Teilen Sie dies Ihrem Arzt mit. Sagen Sie ihm auch, welche Medikamente Sie derzeit oder regelmäßig nehmen. Er wird Ihnen zu bestimmten Vorsichtsmaßnahmen raten, die eine Schwangerschaft auf jeden Fall sicherer machen. Und sprechen Sie mit ihm insbesondere über etwaige eigene Fehl- und Frühgeburten sowie über Ihre Vorerkrankungen und die Ihres Partners. Dazu gehören vor allem

> Bluthochdruck
> erhöhte Blutfette
> Diabetes (Blutzuckerkrankheit)

HELFEN SIE IHREM ARZT!

Es ist hilfreich, wenn Sie zum ersten Besuch bei Ihrem Gynäkologen Unterlagen über derzeitige und frühere eigene Krankheiten, den Impfpass, Blutgruppenausweis oder Allergiepass mitbringen.

> Atemwegserkrankungen
> Nervenleiden
> Allergien
> psychosoziale Störungen oder Probleme
> Schilddrüsenerkrankungen
> Blutgerinnungsstörungen
> frühere Bluttransfusionen

Unter Druck bei Bluthochdruck
Gerade Frauen ab 30, die im Berufsleben vielfältigen Ansprüchen genügen wollen und müssen, sollten einen hohen Blutdruck als warnendes Signal verstehen. Überprüfen Sie, ob sich Ihr beruflicher Alltag zu stressig gestaltet. Wenn ja, könnte ein Stressmanagement (Seite 35) hilfreich sein. Vermeiden Sie es, sich selbst unter Druck zu setzen. Reduzieren Sie Ihre Ansprüche und seien Sie etwas weniger perfekt. Erhöhter Blutdruck gehört zu jenen Gesundheitsproblemen, die sich in der Schwangerschaft verstärken können.
Neuere Untersuchungen machen auch eine gestörte Immunabwehr für erhöhten Blutdruck in der Schwangerschaft verantwortlich.

GU-ERFOLGSTIPP   CHECKLISTE VORSORGE

Nutzen Sie die Zeit vor der Schwangerschaft, um sich optimal auf den neuen Lebensabschnitt vorzubereiten. Ihre bewusste Familienplanung gibt Ihnen die Chance, Ihre eigene Gesundheit und Fruchtbarkeit zu verbessern und für Ihr Kind schon jetzt vorzusorgen. Dazu gehören insbesondere
> der Abbau von Stress,
> ein ausgeglichener Alltag mit ausreichend Entspannungs- und Erholungszeiten,
> regelmäßige Bewegung, damit Sie körperlich und geistig fit bleiben,
> das Körpergewicht im Lot zu halten, um so genannten Wohlstands- oder Volkskrankheiten vorzubeugen,
> eine gesunde Ernährung, die Sie mit ausreichend Vitaminen und den richtigen Nährstoffen versorgt,
> ein weitgehender Verzicht auf bestimmte Genussmittel wie Tabak und Alkohol,
> die Reduzierung von Medikamenten auf ein unbedingt notwendiges Maß,
> ein Gesundheitscheck, der Sie auf eine Schwangerschaft vorbereitet.

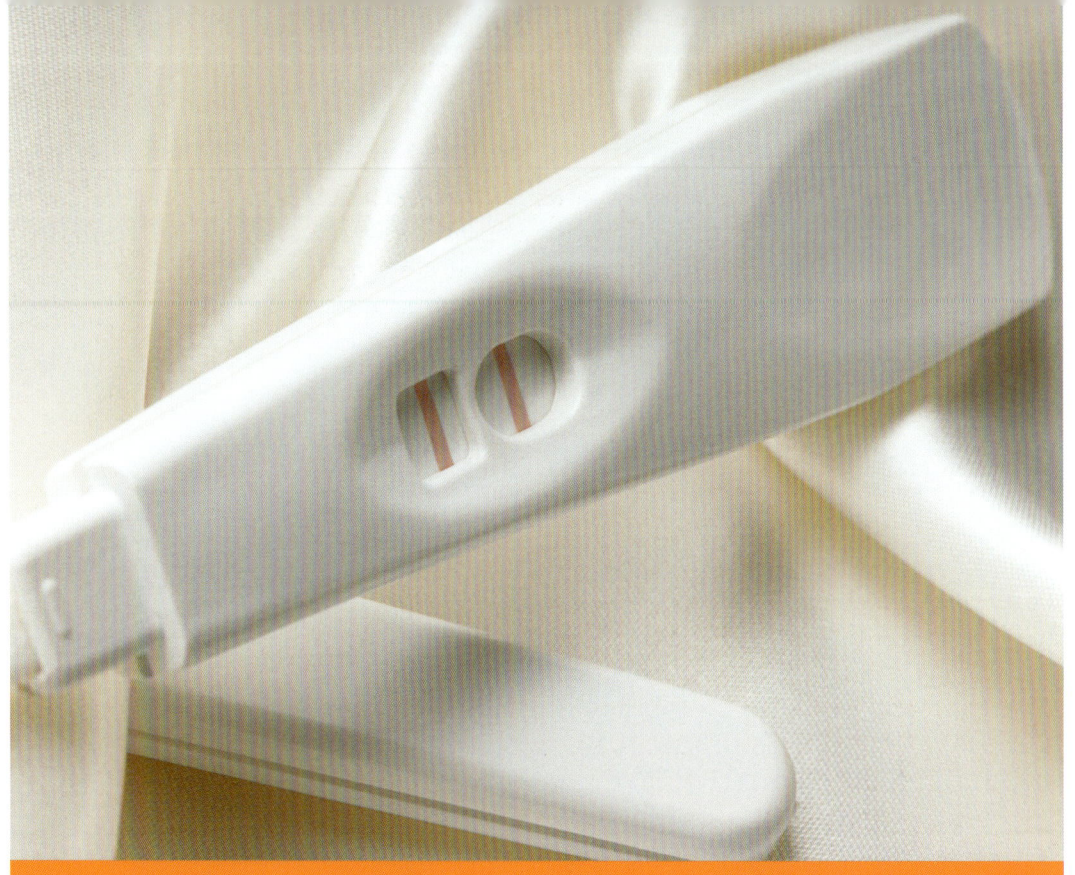

Richtiges Timing: die Natürliche Familienplanung

Sie möchten Ihren Kinderwunsch gezielt angehen? Dann könnte die Natürliche Familienplanung (kurz NFP genannt) die richtige Methode für Sie sein. Mit ihr lernen Sie, Ihren Körper intensiver wahrzunehmen. Sie verschafft Ihnen ein besseres Verständnis für Ihren Zyklus und hilft, Ihre Fruchtbarkeit zu erschließen. Denn Ihr Körper sendet während des Monatszyklus eine ganze Reihe von wiederkehrenden Signalen aus, ähnlich wie Hunger, Durst oder Müdigkeit. So gibt es typische Zeichen für fruchtbare und unfruchtbare Tage und für den Eisprung. Wenn Sie diese Zeichen beobachten und in ein Zyklusblatt eintragen (Genaueres im nächsten Abschnitt), können Sie viele körperliche und seelische Veränderungen besser verstehen. Und Sie können den natürlichen Rhythmus von Fruchtbarkeit und Unfruchtbarkeit sowie mögliche Störungen erkennen.

Das auffälligste Zeichen ist die Regelblutung. Wenn sie einsetzt, beginnt ein neuer Zyklus, in dessen Verlauf es normalerweise zu einem Eisprung kommt. Beobachten Sie selbst, wie sich Ihr Körper auf den Eisprung vorbereitet!

Das Zyklusblatt – ein Tagebuch

Alle Beobachtungen rund um den Zyklus sowie die Faktoren, die ihn beeinflussen können, tragen Sie in ein Zyklusblatt ein. Dazu gehören vor allem der Zervixschleim und die Basaltemperatur. Sie erfahren damit eine Menge über Ihren persönlichen Zyklus und seine Gesetzmäßigkeiten, auch über seine Unregelmäßigkeiten – die übrigens meist normal sind. An den Zyklusaufzeichnungen können Sie den optimalen Zeitpunkt für eine Empfängnis präzise ablesen und bei Besonderheiten gegebenenfalls einen Spezialisten um Rat fragen.

Auf Seite 60 finden Sie das Muster eines vollständig ausgefüllten Zyklusblattes, falls Sie vorab schon einmal einen kurzen Blick darauf werfen wollen. Mag sein, dass Sie erst einmal etwas irritiert sind. Doch keine Sorge, Sie erfahren nun Schritt für Schritt, wie Sie Ihre Beobachtungen am besten aufschreiben. Damit das auch über längere Zeit möglich ist, sind Zyklusblätter für fünf Monate hinten in das Buch eingeheftet. Die Zyklustage auf der Vorlage sind von 1 bis 40 nummeriert, damit auch Frauen mit sehr langen Zyklen ihre Eintragungen problemlos auf einen Blick sehen und interpretieren können.

Mit den Eintragungen starten Sie am ersten Tag der Periodenblutung. Dieser Tag gilt als erster Zyklustag. Unter die vornummerierte Zeile tragen Sie das Datum ein, an dem die Blutung beginnt. Und wieder eine Zeile darunter bewerten Sie mit verschieden langen Strichen, wie stark Ihre Blutung ist. Wenn sich die

TIPP: Wissen erhöht die Chancen

Durch das Zyklustagebuch lernen Sie Ihren Körper intensiver kennen. Das verschafft Ihnen mehr Kompetenz. Nutzen Sie Ihr Wissen, um Ihre Chancen auf eine baldige Schwangerschaft zu erhöhen.

Blutung eintragen

Zyklustag		1	2	3	4	5	6	7	8	9	10	11	12	13	14	15	16	17	18	19	20
Datum	5. Okt. 09	5	6	7	8	9	10	11	12	13	14	15	16	17	18	19	20	21	22	23	24
Blutung		)))))	)))))	(((()	)))""	""""															

Am ersten Zyklustag tragen Sie das Datum ein. In der Zeile darunter notieren Sie, wie stark Ihre Periodenblutung ist.

Blutung innerhalb eines Tages verändert, sind auch die Striche an diesem Tag unterschiedlich lang. Tage mit Schmierblutungen (ganz leichte Blutungen), die vor der Periode auftreten, zählen noch zum vorangegangenen Zyklus.

Der beste Indikator: der Zervixschleim

Das wichtigste Zeichen der Fruchtbarkeit ist der Gebärmutterhalsschleim – in der Fachsprache Zervixschleim genannt. Manche Frauen haben ihn bewusst noch nie wahrgenommen (oder zu deuten gewusst), obwohl er eigentlich – wenn man es weiß – nicht zu übersehen ist. Viele bemerken zwar manchmal etwas Ausfluss am Scheideneingang. Nur wenige wissen allerdings, dass es sich dabei um den Zervixschleim handelt, das untrüglichste Zeichen, dass ihre fruchtbaren Tage begonnen haben. Bis zu diesem Zeitpunkt nämlich verflüssigt sich der Zervixschleim zunehmend und rinnt schließlich die Scheidenwände entlang hinunter zum Scheideneingang. Dort können Sie den Schleim auf unterschiedliche Weise wahrnehmen: Sie können ihn empfinden, sehen und fühlen.

> **Den Zervixschleim empfinden**

Machen Sie sich tagsüber immer wieder mal bewusst, was Sie am Scheideneingang empfinden. Vielleicht sind Sie gerade unterwegs und haben den Eindruck, dass es sich dort trocken anfühlt, vielleicht sogar unangenehm trocken, und etwas juckend. Das ist normalerweise ein Zeichen dafür, dass kein Zervixschleim vorhanden ist, Sie momentan also nicht in der fruchtbaren Phase sind. An einem anderen Tag empfinden Sie den Scheideneingang als feucht oder sogar nass. Dann sind Sie hoch fruchtbar.

> Den Zervixschleim sehen

Am besten können Sie den Zervixschleim beim üblichen Gang auf die Toilette sehen, nämlich wenn Sie mit dem Toilettenpapier über den Scheideneingang wischen. Es ist nicht notwendig, dass Sie dazu einen Finger in die Scheide stecken. Der Zervixschleim kann gelblich, weißlich, klumpig, cremig, geleeartig oder durchsichtig, glasig aussehen. Manchmal geht Schleim auch beim Wasserlassen oder Stuhlgang mit ab.

Sie können ganz einfach feststellen, ob der Schleim dehnbar ist, indem Sie zum Beispiel das Toilettenpapier nach dem Abwischen zusammenklappen und wieder auseinander falten. Manchmal lässt sich der Schleim wie rohes Eiweiß in Fäden auseinanderziehen. Die Dehnbarkeit lässt sich natürlich auch mit den Fingern prüfen (siehe Abbildungen).

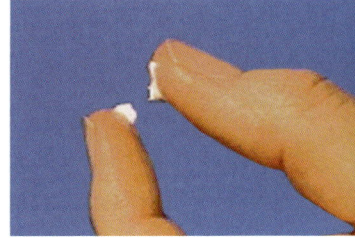

Der Zervixschleim ist klumpig, dicklich und weiß.

> Den Zervixschleim fühlen

Wenn Sie über den Scheideneingang wischen, fällt Ihnen vielleicht auf, dass Ihr Finger oder das Toilettenpapier an manchen Tagen besser darübergleitet – so, als hätten Sie Öl, Gel oder Seife auf der Haut.

Nach dem Geschlechtsverkehr kann auch eine Zeitlang Samenflüssigkeit aus der Scheide austreten. Sie lässt sich leicht vom Zervixschleim unterscheiden, da sie undurchsichtig ist, zunächst zähflüssig, später aber sehr flüssig. Zudem hat Sperma einen charakteristischen Geruch nach Kastanienblüten.

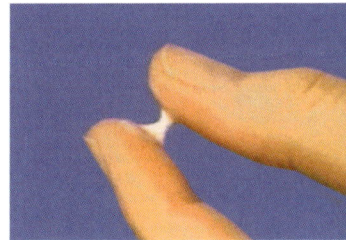

Der Schleim ist noch milchig und trüb, aber weniger klumpig.

Die Beschaffenheit verändert sich

An den ersten Tagen nach der Periodenblutung ist oft kein Zervixschleim zu sehen, auch nicht zu spüren. Da der Schleim den Spermien das Überleben sichert, herrschen momentan schlechte Bedingungen für sie. Mit dem zunächst langsam ansteigenden Östrogenspiegel fühlt sich der Scheideneingang etwas feucht an, auch wenn Sie meist noch keinen Schleim sehen können. Wenn

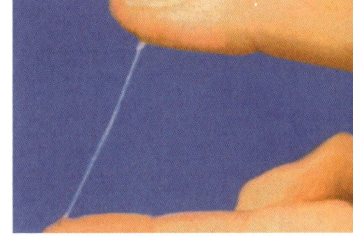

Der Schleim hat seinen Höhepunkt erreicht. Er ist glasig und dehnbar.

er schließlich sichtbar wird, ist er zunächst weißlich oder gelblich, klumpig, nicht dehnbar und nur in relativ geringer Menge vorhanden. Im Eierstock ist die Aktivität hoch: Die Follikelreifung (Seite 14) beginnt. Es werden vermehrt Östrogene gebildet, der Eisprung rückt näher. Aber es lässt sich zu diesem Zeitpunkt noch nicht vorhersagen, wann genau er stattfinden wird.

Steigende Qualität

Auch wenn der Zervixschleim zu Beginn noch keine optimale Qualität hat, haben die Samenzellen jetzt bereits eine erhöhte Chance, in den Krypten des Gebärmutterhalses zu überleben und dort auf den Eisprung zu warten. Es besteht also bereits die Möglichkeit für Sie, schwanger zu werden. Die Chancen steigen, je näher der Eisprung rückt. Denn der Zervixschleim nimmt an Menge zu und wird qualitativ immer besser. Er lagert jetzt Wasser ein und wird milchig oder geleeartig, schließlich durchsichtig und glasig. Er lässt sich in Fäden ziehen und ähnelt rohem Eiweiß. Der Scheidenbereich fühlt sich glatt, manchmal seifig an. Manche Frauen haben sogar das Gefühl, der Schleim läuft fast wie Wasser aus der Scheide. Zur Zeit des Höhepunktes der Schleimbildung oder ein bis zwei Tage danach kommt es normalerweise zum Eisprung. Anschließend kann der Zervixschleim von einem Tag auf den anderen völlig verschwunden sein. Zumindest wird er wieder weißlich, klumpig und ist nicht dehnbar.

So tragen Sie Ihre Beobachtungen ein

Am besten tragen Sie abends ein, was Sie tagsüber beim Zervixschleim beobachtet haben – auch wenn Sie nur einmal kurz etwas bemerkt haben. Es gilt die für diesen Tag jeweils beste Qualität. Wenn Sie zum Beispiel mittags milchigen und nachmittags glasigen Schleim beobachtet haben, so vermerken Sie »glasig«. Zwei Zeilen unterhalb des Datums, an dem Ihre Blutung begonnen hat, notieren Sie, was Sie gefühlt haben, und wieder eine Zeile darunter, was Sie gesehen haben. Falls Ihnen Abkürzungen für Ihre Beobachtungen einfacher erscheinen, könnten Sie die folgenden Vorschläge übernehmen:

TIPP: Für besseren Schleim

Trinken Sie viel Wasser. Das hilft, die Menge des Zervixschleims zu erhöhen und seine Konsistenz zu verbessern. Nahrungsmittel, in denen B-Vitamine enthalten sind (Seite 40), haben dieselbe Wirkung.

Zervixschleim eintragen

Zyklustag	1	2	3	4	5	6	7	8	9	10	11	12	13	14	15	16	17	18	19	20
Datum 5. Okt. 09	5	6	7	8	9	10	11	12	13	14	15	16	17	18	19	20	21	22	23	24
Blutung	))))	||||	(((|	||"	""															
Zervixschleim – Empfinden/Fühlen						trocken	trocken	trocken	nichts	feucht	feucht	feucht	feucht	feucht	nass	glasig dehnbar nass	feucht	nichts	nichts	nichts
Aussehen						|	|	|	|	dicklich	dicklich	cremig	glasig	glasig		klumpig	|	|	|	

- > t: nichts gesehen, trockenes Gefühl
- > ø: nichts gesehen, nichts gespürt
- > f: feuchtes Gefühl, kein Schleim sichtbar
- > S: Schleim ist dicklich, weißlich, gelblich, rötlich, klumpig oder cremig
- > S⁺: Schleim ist glasig, durchsichtig, ähnlich rohem Eiweiß, dehnbar, Faden ziehend, flüssig wie Wasser, nasses Gefühl

Die ersten Anzeichen von Zervixschleim kündigen den nahenden Eisprung an. Je besser die Schleimqualität wird, umso höhere Überlebenschancen haben die Samenzellen. Das Optimum der Fruchtbarkeit liegt in den Tagen des S⁺-Schleimmusters. Sie können also sehr genau sagen, ob Sie an einem Tag fruchtbar oder nicht fruchtbar sind.

Nach dem letzten Blutungstag beginnen Sie Ihre Beobachtungen zum Zervixschleim einzutragen: was Sie empfinden und fühlen und wie der Schleim aussieht.

Das zweite Signal: die Basaltemperatur

Der Zervixschleim ist das wichtigste Körperzeichen, um Ihre Fruchtbarkeit in einem Zyklus vorherzusagen. Das andere wichtige Signal, die Basaltemperatur, sagt aus, ob ein Eisprung stattgefunden hat oder nicht. Denn zur Zeit des Eisprungs oder kurz danach steigt die Körpertemperatur leicht an und sinkt erst am Ende des Zyklus wieder ab. Oder anders ausgedrückt: Vor dem

ERST SEIT EINEM HALBEN JAHRHUNDERT Temperaturmessung für die Familienplanung empfahl erstmals der deutsche Pfarrer Wilhelm Hillebrand um 1935. Doch erst 1954 wurde sie weiten Kreisen bekannt, nachdem der Gynäkologe Gerhard Döring einen Leitfaden für die Anwendung dieser Methode verfasste.

Eisprung ist Ihre Temperatur etwas niedriger als nach dem Eisprung. Der Temperaturanstieg ist allerdings relativ gering, manchmal nur 2/10 °C. Aber er ist immer ein Beweis dafür, dass ein Eisprung stattgefunden hat. Außerdem sagt die Zeitspanne vom Temperaturanstieg bis zum Zyklusende etwas über die Qualität des Gelbkörpers (Seite 16) aus. Besonders die Zusammenschau mit dem Zervixschleim liefert wichtige Informationen über Ihre Fruchtbarkeit und mögliche Unregelmäßigkeiten.

Die Temperaturmessung ist bei vielen Frauen nicht sehr beliebt, weil sie irrtümlich glauben, sie müssten sich dabei an starre Regeln halten. Doch das ist nicht so: Sie müssen nicht den ganzen Zyklus hindurch täglich messen, nicht jeden Tag zur selben Uhrzeit und auch nicht vorher mindestens sechs Stunden geschlafen haben. Schon nach kurzer Zeit wird das Messen für Sie so selbstverständlich sein wie das morgendliche Zähneputzen. Am günstigsten messen Sie folgendermaßen:

> Beginnen Sie mit dem Messen nach der Periode oder sobald Sie Zervixschleim bemerkt haben.
> Messen Sie morgens unmittelbar nach dem Aufwachen, noch vor dem Aufstehen und vor jeder anderen Tätigkeit. Die Uhrzeit spielt keine Rolle.
> Sie können oral (im Mund, fünf Minuten), rektal (im Po, drei Minuten) oder vaginal (in der Scheide, fünf Minuten) messen, aber nicht unter dem Arm!
> Wechseln Sie innerhalb eines Zyklus die Messweise nicht.
> Sie können ein Digital- oder ein Quecksilberthermometer benutzen, aber nicht während des Zyklus wechseln.
> Bei einer gestörten Nachtruhe sollten Sie vor dem Messen etwa eine Stunde schlafen oder entspannt im Bett liegen.

Einflüsse auf die Temperatur

Die Körpertemperatur unterliegt dem Biorhythmus. Morgens sind die Temperaturwerte niedriger als nachmittags. Sie müssen sich aber nicht den Wecker stellen und immer zur selben Uhrzeit messen, sondern nur die Uhrzeit der Messung im Zyklusblatt notieren, damit Sie eventuelle Zacken nicht mit einem Temperaturanstieg verwechseln. Bei vielen Frauen sind Abweichungen von eineinhalb Stunden ohne Bedeutung. Die Messung im Po ist am wenigsten störanfällig. Bei der Messung im Mund muss die Spitze des Thermometers am Zungenbändchen unter der Zunge anliegen und der Mund geschlossen bleiben.

Verschiedene Faktoren können die Temperatur erhöhen und damit einen Eisprung vortäuschen. Deshalb empfehlen wir, mögliche Störungen und Besonderheiten, auf die Frauen sehr individuell reagieren, im Zyklusblatt zu notieren. Eine Störung liegt vor, wenn ein Temperaturwert aus der üblichen Schwankungsbreite in der Phase der Temperaturtieflage nach oben herausragt. Diese Zacke wird bei der Bewertung Ihrer Aufzeichnungen ausgeklammert und nicht weiter berücksichtigt.

So tragen Sie die Temperaturwerte ein

Die auf 1/10 °C genau abgelesenen Temperaturwerte werden auf der entsprechenden Linie im Zyklusblatt mit einem Punkt noticrt. Wenn die Quecksilbersäule des Thermometers zwischen

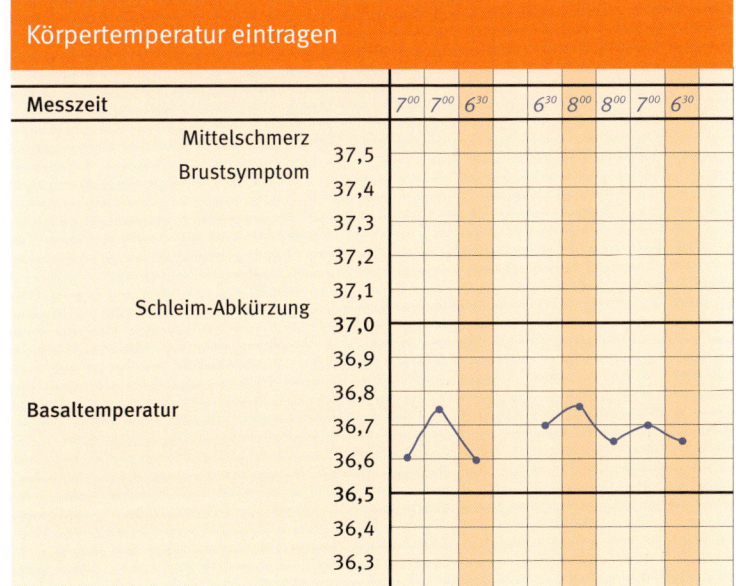

Zu den Temperaturwerten tragen Sie auch die jeweiligen Messzeiten ein. Wenn Sie einen Tag (oder mehrere Tage) nicht gemessen haben, werden die Punkte nicht verbunden.

DIESE FAKTOREN KÖNNEN DIE MORGENTEMPERATUR BEEINFLUSSEN

> sehr kurze oder gestörte Nachtruhe
> ungewohnter Alkoholgenuss
> Krankheit, Reisen, Klimawechsel
> Stress, psychische Belastung, Aufregung

zwei Teilstrichen steht, dann wird sie auch im Zyklusblatt in die Mitte des Kästchens übertragen. Die Temperaturwerte werden anschließend durch Linien miteinander verbunden. Wenn Sie an einem Tag nicht gemessen haben, dann werden die Nachbarwerte nicht verbunden (Abbildung Seite 53).

Wie Sie die Kurve richtig interpretieren

Der reguläre (also nicht durch Störungen beeinflusste) Temperaturanstieg zeigt an, ob und wann der Eisprung stattgefunden hat. In Zusammenschau mit dem Höhepunkt des Zervixschleimsymptoms (ab Seite 48) können Sie die hochfruchtbare Zeit sehr genau bestimmen. Dieses Verfahren, das beide Körperzeichen berücksichtigt, nennt sich symptothermale Methode.

Die wichtige »3 über 6-Regel«

Ein Temperaturanstieg im Zyklus wird dann als solcher gewertet, wenn man drei aufeinanderfolgende Messwerte findet, die alle höher sind als die sechs vorangegangenen Messwerte, wobei die dritte höhere Messung mindestens 2/10 °C (im Zyklusblatt also zwei Kästchen) über dem höchsten der vorangegangenen sechs niedrigeren Temperaturwerte liegen muss. Das klingt kompliziert, ist aber ganz einfach, wenn Sie Tag für Tag jeden neuen Temperaturwert mit den jeweils sechs vorangegangenen Werten vergleichen. Suchen Sie den Messwert, der erstmals höher liegt als jeder der Werte, die Sie an den sechs vorangegangenen Tagen gemessen haben. Zur Verdeutlichung ziehen Sie am besten eine rote Hilfslinie durch den höchsten Punkt der sechs niedrigen Werte.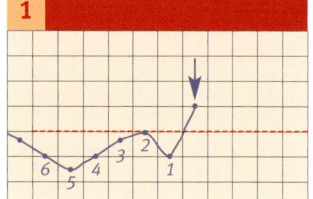

Auch die Werte des nächsten (und übernächsten) Tages müssen höher liegen als die sechs tiefen Werte, jedoch nicht zwingend höher als der Wert des Vortages. **2**

Wenn Sie den dritten höheren Wert gemessen haben, ziehen Sie eine zweite Hilfslinie. Die beiden farbig markierten Kästchen zeigen an, dass der dritte Wert um die erforderlichen 2/10 °C über der unteren Hilfslinie liegt. **3**

Zeichnen Sie zur Verdeutlichung nun noch Dreiecke um die Punkte. **4** Somit sehen Sie auf einen Blick, dass in diesem Zyklus ein Eisprung stattgefunden hat.

Sie denken noch daran: Vorher werden alle gestörten Messwerte ausgeklammert und nicht weiter berücksichtigt.

Zwei Ausnahmen von der Regel

> Ist der dritte Temperaturwert keine 2/10 °C (also keine zwei Kästchen) höher, muss ein vierter Wert abgewartet werden. Dieser muss dann lediglich über der Hilfslinie liegen, also über den sechs tiefen Werten. Die Differenz von 2/10 °C ist nun nicht mehr von Bedeutung. **5**

> Fällt von den drei höheren Messungen eine Messung (die also eigentlich keinen höheren Wert darstellt) auf oder unter die Hilfslinie, wird sie nicht berücksichtigt. Auch in diesem Fall muss eine vierte Messung abgewartet werden. **6**

Diese Regeln dienen dazu, den richtigen Temperaturanstieg für den Eisprung zu erkennen und nicht fälschlicherweise eine Temperaturerhöhung aufgrund anderer Ursachen als den Eisprung zu identifizieren. Deshalb dürfen sie auch keinesfalls miteinander verbunden werden. Das bedeutet: Entweder alle vier Werte liegen oberhalb der sechs davor liegenden niedrigen Werte, wenn auch keiner davon 2/10 °C höher. Oder der vierte Wert liegt zwei Kästchen über der unteren Hilfslinie. Dann darf eine der vier Messungen auf oder unter der unteren Hilfslinie liegen.

Eine Temperaturhochlage, also der Abstand zwischen der ersten höheren Messung und dem Zyklusende, dauert im Durchschnitt 12 bis 14 Tage. Sie können sich also schon darauf einstellen, wann Ihre nächste Periodenblutung einsetzen dürfte.

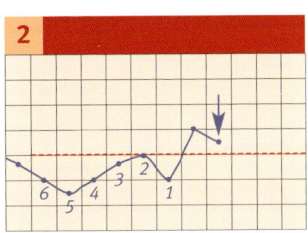

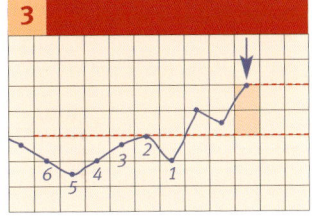

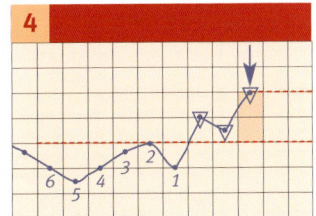

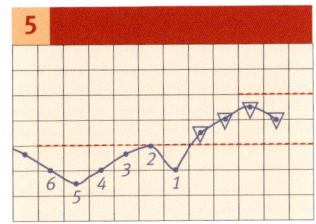

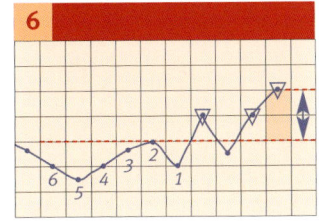

Den Eisprung erkennen

Der Eisprung findet meistens ein oder zwei Tage vor der ersten höheren Messung statt oder genau an diesem Tag. Wie lang der Zyklus auch ist – es sind stets 12 bis 14 Tage vor der nächsten Periode. Weil sich die Temperaturhochlage nur ausbildet, wenn der Progesteronspiegel im Blut steigt (Seite 16), dieser wiederum nur nach einem Eisprung ansteigt, ist eine Temperaturhochlage praktisch immer ein sicherer Beweis für den Eisprung.

Anhand zwei deutlicher Kennzeichen, dem Zervixschleim und der Körpertemperatur, können Sie die Phase Ihrer höchsten Empfängniswahrscheinlichkeit feststellen. Diese ist an den Tagen mit Zervixschleim der besten Qualität bis einschließlich dem ersten Tag des Temperaturanstiegs. Die Grafik auf Seite 24 zeigt deutlich den sprunghaften Anstieg der Chancen, in dieser Zeit schwanger zu werden. Erhöht ist die Empfängniswahrscheinlichkeit aber auch schon an den vorhergehenden Tagen, sobald Zervixschleim zu fühlen oder zu sehen ist.

ZYKLUSCOMPUTER UND NATÜRLICHE FAMILIENPLANUNG

Inzwischen gibt es Zykluscomputer (in Apotheken oder im Internet zu bestellen), die Ihren fruchtbarsten Zeitpunkt bestimmen. Dafür werden entweder die Temperatur- oder die Hormonwerte zugrunde gelegt:

> Der Temperaturcomputer bestimmt nur aufgrund der Temperatur die fruchtbaren, unfruchtbaren und sogar die hoch fruchtbaren Tage. Da die aktuellen Daten mit denen früherer Zyklen verglichen werden, ist die Aussage erst etwa ab dem vierten Monat nach Beginn der Benutzung wirklich zuverlässig.

> Der Hormoncomputer legt dagegen ausschließlich die Hormonmesswerte zugrunde, um eine Empfängnisbereitschaft zu errechnen. Erfahrungsgemäß werden in ungestörten Zyklen damit relativ zuverlässig die fruchtbare Phase und der herannahende Eisprung angezeigt.

Problematisch kann der Einsatz eines Zykluscomputers bei Frauen mit Zyklusstörungen sein. Vor allem in langen Zyklen und bei Frauen mit einem hohen LH-Spiegel (Seite 14) im Blut arbeiten beide Systeme nicht immer zuverlässig. Letztendlich ist die herkömmliche Selbstbeobachtung und Aufzeichnung von Temperaturwerten und Zervixschleim den modernen Rechnern wohl noch immer überlegen.

Sonstige Anzeichen

Die wichtigsten und sichersten Anzeichen der Fruchtbarkeit sind der Zervixschleim und die Körpertemperatur, da sie sehr eng mit dem Eisprung verbunden sind. Beides ist für fast alle Frauen gut zu beobachten und richtig zu bewerten. Doch Sie können noch anhand einiger anderer Anzeichen Ihre momentane Empfängnisbereitschaft feststellen.

Die beiden weiblichen Geschlechtshormone – Östrogen und Progesteron – kreisen im Blut und erreichen alle Körperteile. Damit kann sich innerhalb eines Zyklus in vielen Bereichen ein Wandel vollziehen: Die Haut und der Glanz der Augen und der Haare verändern sich, die Stimmung schwankt ebenso wie das Gewicht. Es kann ein Spannungsgefühl im Bereich der Schamlippen auftreten, Blähungen oder Verstopfungen können plagen, und die sexuelle Lust ist auch Schwankungen unterworfen. Und noch einiges mehr kann sich spürbar verändern. Wenn Sie diese oder ähnliche Beobachtungen in Ihr Zyklusblatt wie in ein Tagebuch eintragen, werden Sie im Laufe der Zeit Ihren Körper immer besser kennenlernen und wissen, zu welchem Zeitpunkt innerhalb eines Zyklus welche für Sie typischen Zeichen auftreten. Ein enormer Vorteil, weil Sie mit den Veränderungen besser umgehen können, die zwar nicht außergewöhnlich sind – Sie vielleicht dennoch gelegentlich beunruhigen. Dazu gehören der so genannte Mittelschmerz und Veränderungen in der Brust, für die im Zyklusblatt ebenfalls entsprechende Zeilen vorgesehen sind.

Der Mittelschmerz

Manche Frauen sind sich ziemlich sicher, den Zeitpunkt des Eisprungs zu spüren, wenn nämlich ein Schmerz oder Druck oder ein unangenehmes, dumpfes Gefühl im Unterbauch auftritt. Dieses kann sich links oder rechts oder im gesamten Unterbauch ausbreiten und auch in den Rücken und in den Dammbereich ausstrahlen. Der so genannte Mittelschmerz kann bereits einige Tage vor dem Eisprung auftreten. In diesem Fall wird er zum Beispiel von einer Kapselspannung des wachsenden Eibläschens und/oder von Kontraktionen der Gebärmutter und des Eileiters

ZWISCHEN TIEF UND HOCH

Viele Frauen berichten von extremen Stimmungsschwankungen kurz vor ihrer Zyklusblutung. Diese bewegen sich zwischen unerklärlicher Depression und Hochgefühlsausbrüchen. Letztere sind seltener.

DER MITTELSCHMERZ
Der Mittelschmerz kann so heftig sein, dass der Arzt fälschlicherweise eine Blinddarm- oder Eierstockentzündung diagnostiziert.

ausgelöst. Genauso gut kann er aber auch mit oder kurz nach dem Eisprung auftreten, und zwar durch eine Reizung des Bauchfells, die durch die frei werdende Flüssigkeit des Eibläschens ausgelöst wird. Der Mittelschmerz kann einige Minuten, einige Stunden oder sogar mehrere Tage anhalten. In jedem Fall ist er ein Zeichen der hoch fruchtbaren Phase. Deshalb markieren Sie ihn am besten mit einem M im Zyklusblatt.

Bei manchen Frauen tritt gelegentlich um die Zeit des Eisprungs eine leichte Blutung auf, die so genannte Eisprungsblutung oder auch Mittelblutung. Selten jedoch blutet es dabei wirklich, meist ist nur der Zervixschleim rötlich oder bräunlich verfärbt.

Veränderungen in der Brust

Viele Frauen merken in der Phase nach dem Eisprung (Gelbkörperphase), dass ihre Brüste größer, praller und empfindlicher werden. Kurz vor der Periode können sie so stark spannen, dass es sogar unangenehm ist, auf dem Bauch zu liegen (mit einem B im Zyklusblatt vermerken). Mit dem Eintreten der Periode wird die Brust wieder weich und eventuell vorher tastbare Knötchen verschwinden. Deshalb ist die Phase kurz nach der Periodenblutung am günstigsten für die Selbstuntersuchung der Brust.

Was auch noch Aufschluss gibt

Wenn Sie Ihren Körper und Ihre seelische Befindlichkeit im Lauf eines Zyklus bewusst beobachten, werden Sie mit der Zeit vielleicht noch weitere Anzeichen für das Prämenstruelle Syndrom (PMS) feststellen. Manche Ärzte und NFP-Berater empfehlen zusätzlich die Beobachtung des Muttermundes. Dieser öffnet sich zum Eisprung hin etwas, und die Konsistenz des Gebärmutterhalses wird spürbar weicher. Da sich die Gebärmutter leicht hebt, können Sie den Muttermund mit dem Finger schlechter erreichen. Aus unserer Sicht ist es nicht nötig, den Muttermund zu beobachten. Frauen wenden das Verfahren auch nicht immer gern an. Bei allen Fragen und Unklarheiten, die rund um die Zyklusbeobachtung und die Fruchtbarkeit auftreten, wird Ihnen Ihr Frauenarzt gern beratend zur Seite stehen!

NFP – das Wichtigste in Kürze

Die Methode der Natürlichen Familienplanung hört sich eventuell kompliziert an. In der Praxis sind aber vor allem zwei Faktoren zur Bestimmung der fruchtbaren Tage von Bedeutung: der Zervixschleim und die Körpertemperatur. Beide können von fast allen Frauen beobachtet werden, und sie sind sehr eng mit dem Eisprung verbunden. Deshalb noch einmal in aller Kürze:

Der Zervixschleim

Das wichtigste Zeichen der Fruchtbarkeit ist der Zervixschleim. Auf dem Toilettenpapier können Sie feststellen, ob Schleim aus der Scheide austritt und welche Beschaffenheit er hat. Das Spektrum der Beschaffenheit geht von weißlich, klumpig, dicklich, cremig, klebrig, trüb, zäh über rötlich, gelbrötlich, leicht glasig, etwas dehnbar bis hin zu glasklar, sehr dünnflüssig (manchmal so, dass er »wegrinnt wie Wasser«), sehr dehnbar, fadenziehend.
An den Tagen direkt nach der Menstruation lässt sich meist keine Schleimabsonderung feststellen. Um die Zeit des Eisprungs dagegen produzieren die Zervixdrüsen Schleim, der anfangs dick ist und in den folgenden Tagen rohem Eiweiß immer ähnlicher wird. Zum Zeitpunkt des Eisprungs hat der Zervixschleim seine höchste Qualität erreicht, ein untrügliches Zeichen für die hoch fruchtbare Zeit.

Die Basaltemperatur

Das zweite wichtige Indiz für die Fruchtbarkeit der Frau ist die Körpertemperatur. Sie verläuft während eines Zyklus typischerweise so, dass sie ein bis zwei Tage vor dem Temperaturanstieg leicht abfällt. Dieses Temperaturtief liegt kurz vor dem Eisprung. Dann steigt die Temperatur an und bleibt bis zur nächsten Menstruation erhöht. Um von der Basaltemperatur auf einen Eisprung schließen zu können, müssen entweder vier Messwerte in Folge oberhalb der sechs davor liegenden Werte liegen. Oder nur drei, wenn der dritte der erhöhten Temperaturwerte um mindestens 2/10 °C höher liegt als die niederen Werte den vorangegangenen sechs Tage.

Die höchste Empfängniswahrscheinlichkeit

Wenn Sie die ausführlichen Erläuterungen auf den vorhergehenden Seiten genau gelesen haben, wissen Sie bereits: Die günstigste Zeit für eine Empfängnis ist die Phase, in welcher der Zervixschleim die beste Qualität hat. Das sind im Normalfall zwei bis drei Tage vor dem Anstieg der Temperatur, dem sechs Tage Niedrigtemperatur vorausgehen.

Zyklusblatt

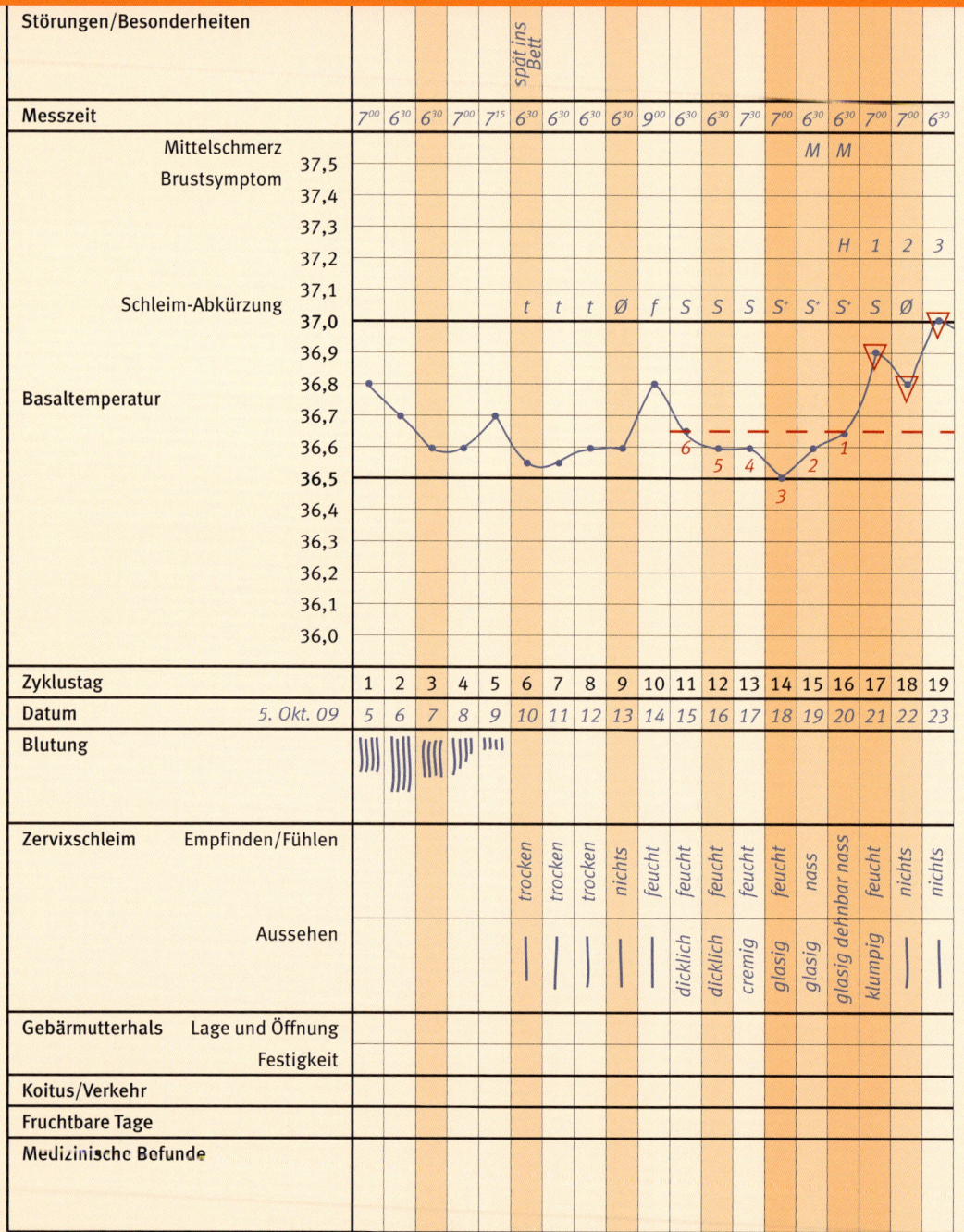

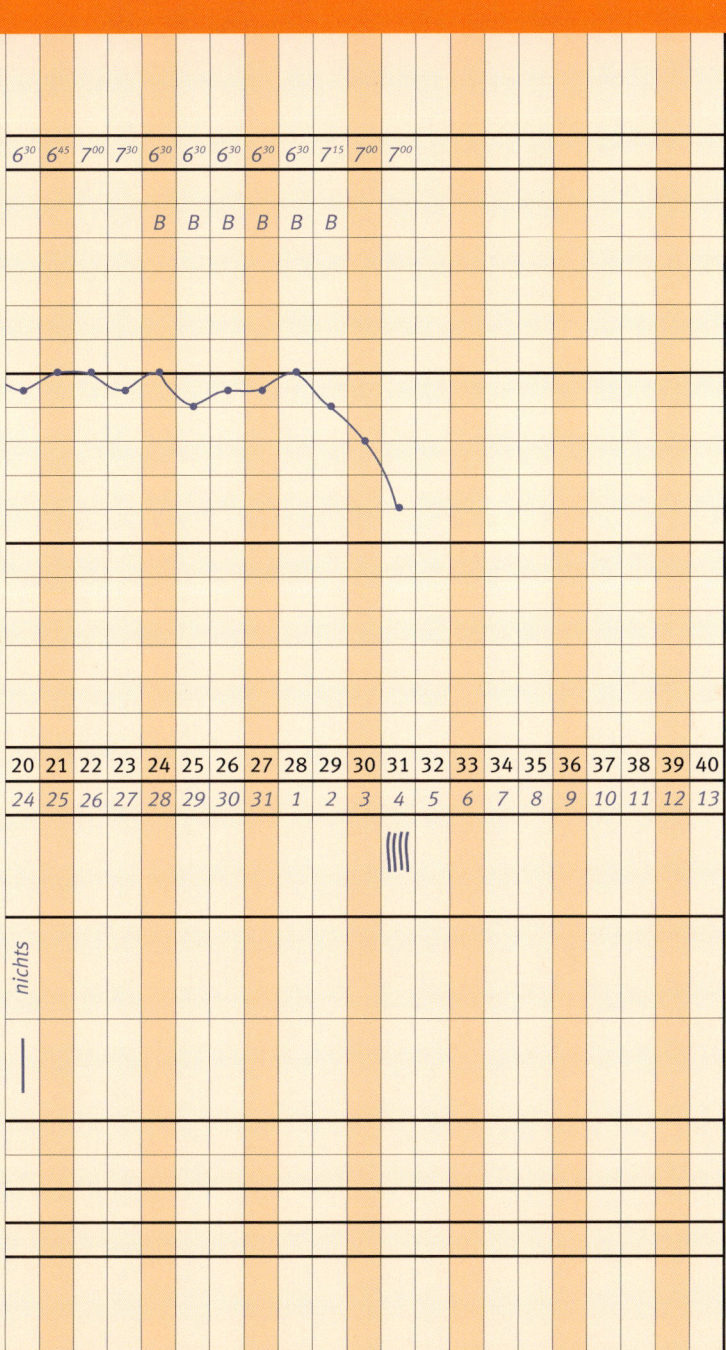

In diesem Zyklusblatt sehen Sie einen vollständigen Zyklus eingetragen und ausgewertet. Danach wäre die Empfängnisbereitschaft der Frau am 16. Zyklustag (hier 20. Okt.) am höchsten. Das ist der Tag mit der höchsten Qualität des Zervixschleims (H in Zeile 6), und ein Eisprung hat stattgefunden (erhöhte Werte an drei aufeinanderfolgenden Tagen, ebenfalls in Zeile 6).

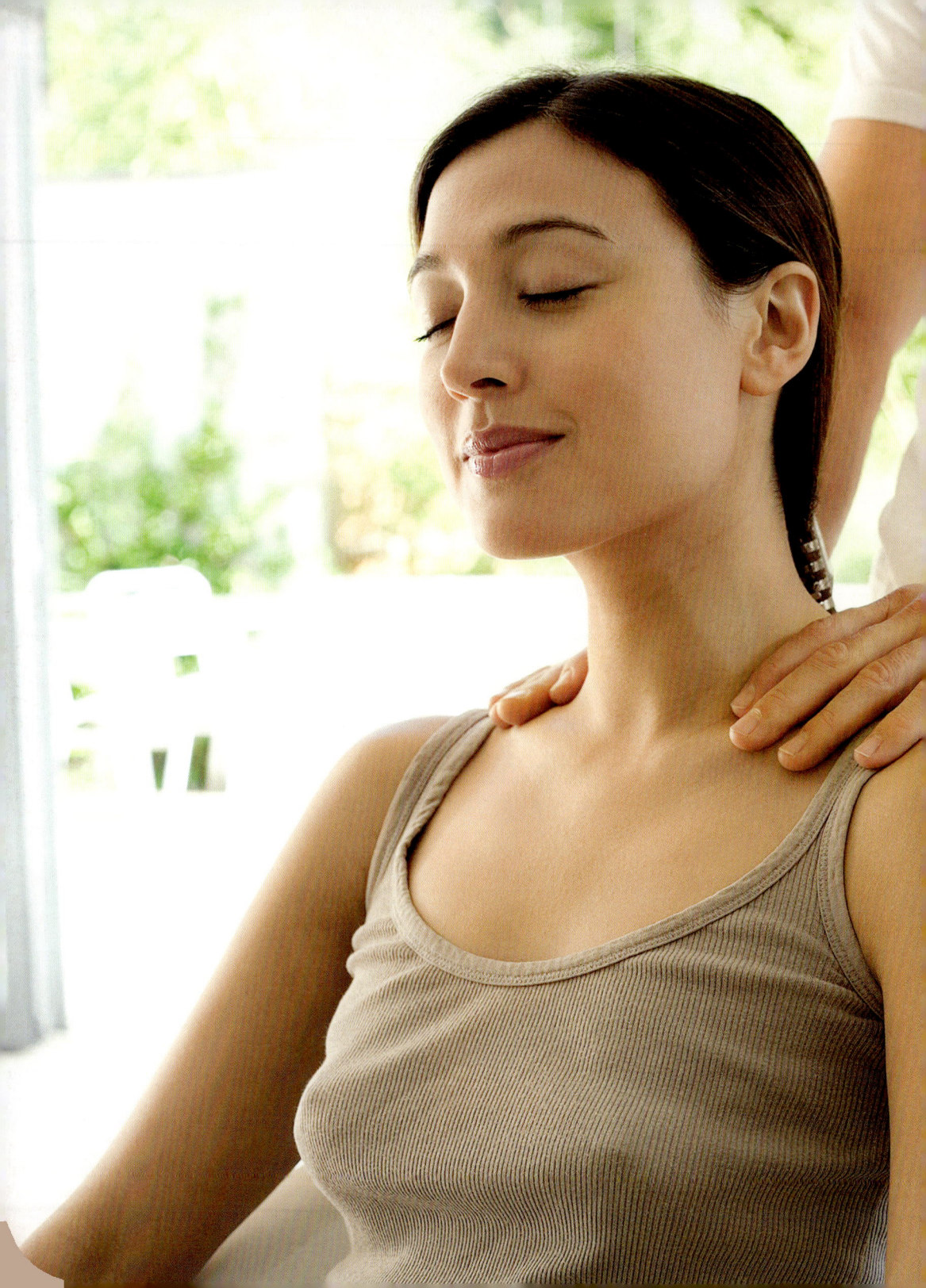

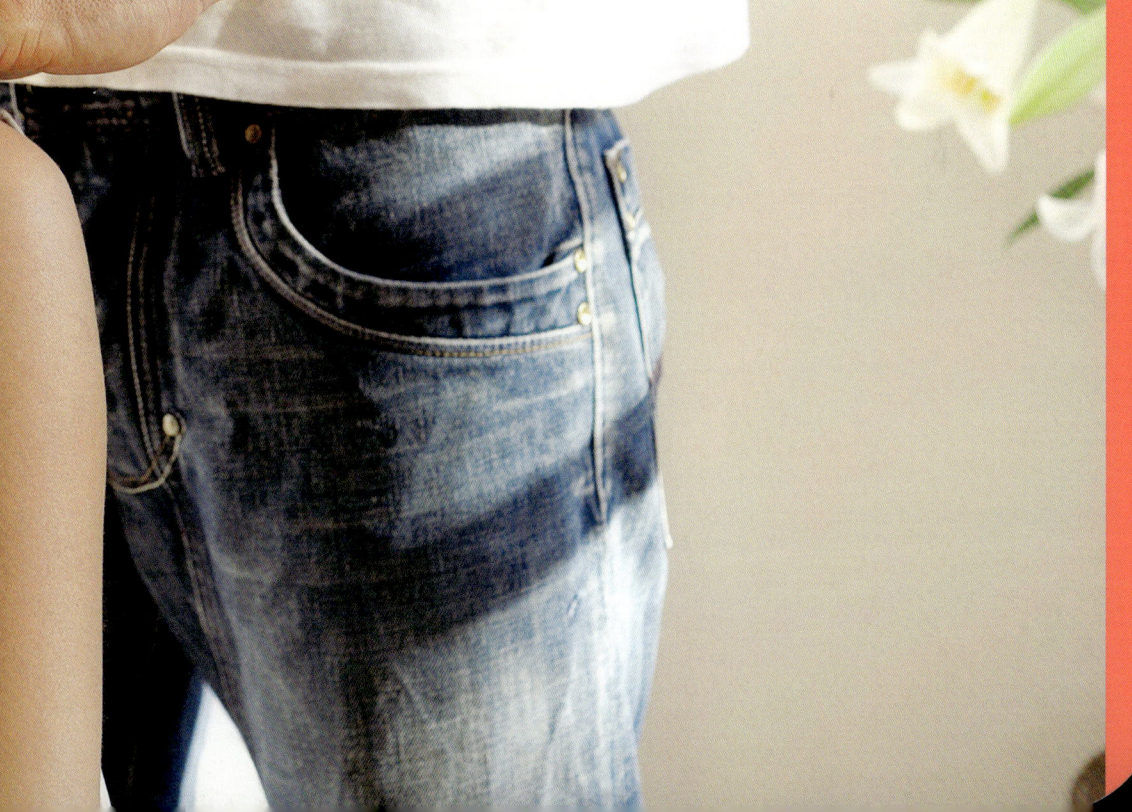

SANFTE HILFEN FÜR MEHR FRUCHTBARKEIT

Viele Paare wollen behutsam ihre Fruchtbarkeit erhöhen. Da bieten sich Traditionelle Chinesische Medizin, Phytotherapie sowie Homöopathie und Schüßler-Salze an.

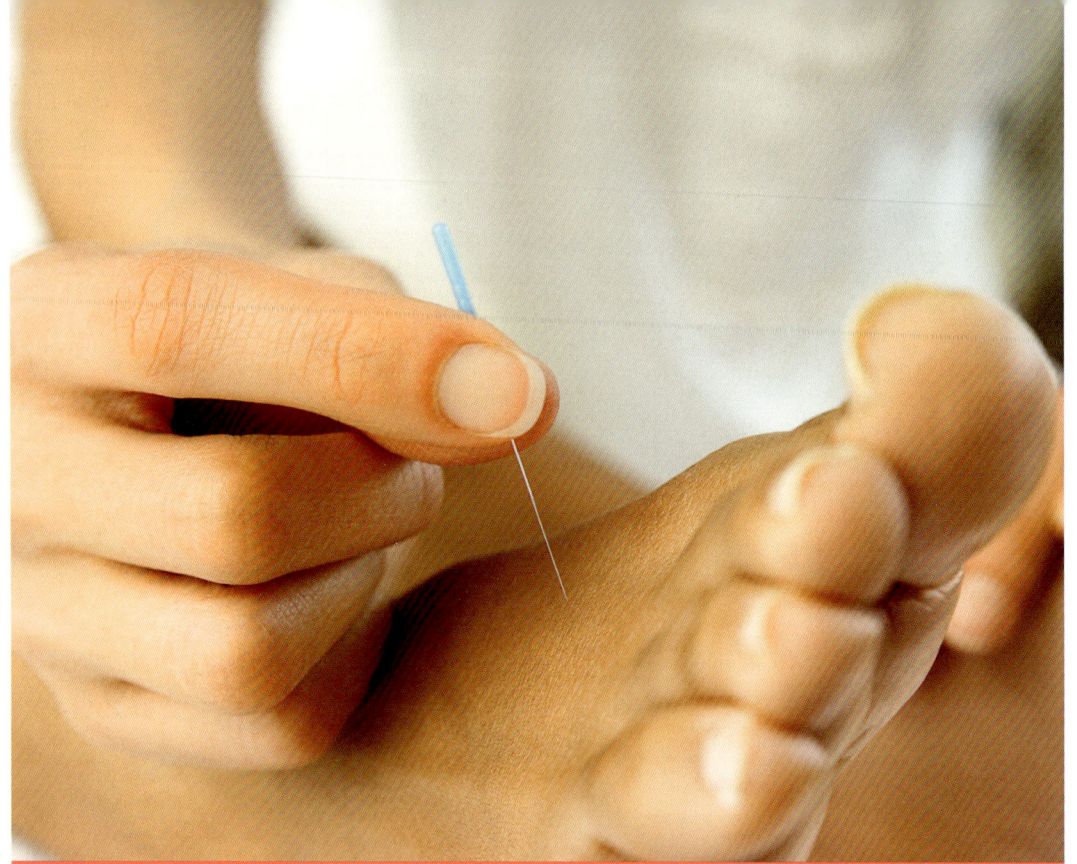

Unterstützung durch die chinesische Medizin

Sie haben im vorigen Kapitel erfahren, wie Sie über gute Ernährung, ausreichend Bewegung und andere Maßnahmen Ihre Fruchtbarkeit verbessern können. Auch die Methode der Natürlichen Familienplanung kennen Sie bereits und können mit ihr die besonders fruchtbaren Tage ermitteln. In diesem Kapitel lernen Sie nun Verfahren aus der Traditionellen Chinesischen Medizin (TCM) kennen, die positiven Einfluss auf Ihre Fruchtbarkeit haben: vorbeugend ebenso wie therapiebegleitend.

Was ist Traditionelle Chinesische Medizin?

Die Traditionelle Chinesische Medizin (TCM) beruht auf einem uralten Heilwissen, das sich seit einigen Jahrzehnten auch im Westen großer Beliebtheit erfreut. Bei ihr steht – im Gegensatz zur westlichen Medizin – die Gesamtheit des Menschen im Mittelpunkt der Aufmerksamkeit. Mit ihren sanften ganzheitlichen Methoden ist sie bestens geeignet, das energetische Gleichgewicht von Körper, Geist und Seele im Menschen wiederherzustellen und damit das allgemeine Wohlbefinden – und die Empfängnisbereitschaft – zu steigern. Die TCM betrachtet den Menschen als Mikrokosmos im Makrokosmos der Natur.

Dieses umfassende Heilsystem schließt nahezu alle Lebensbereiche ein: Atem- und Bewegungsübungen (Qigong), Ernährungsweise, Überlegungen zur Lebensführung, Stressbewältigung und vieles andere. Akupunktur, Akupressur, Moxibustion, verschiedene Massagetechniken (Tuina- und Punktmassage) sowie Kräutermedizin sind bewährte Methoden der chinesischen Medizin, die auch bei Kinderwunsch hervorragend – und ohne negative Nebenwirkungen – eingesetzt werden können.

Parallel zur Schulmedizin

Wurden bei medizinischen Untersuchungen Störungen der Fruchtbarkeit diagnostiziert oder befinden Sie sich schon seit längerer Zeit in der Baby-Versuchsphase, kann der Therapeut die Akupunkturnadeln gezielt setzen oder die Akupunkturpunkte massieren, um Blockaden aufzulösen. Haben Sie keine Tests gemacht oder blieben diese ergebnislos (idiopathische Sterilität), können Sie – nach Rücksprache mit Ihrem spezialisierten Arzt oder TCM-Therapeuten – weitere fruchtbarkeitsfördernde und regulierende Maßnahmen ergreifen, oft parallel zur Schulmedizin. Suchen Sie sich für alle Therapien einen erfahrenen Spezialisten, der Sie berät und begleitet. Letztendlich kann nur Ihr Therapeut entscheiden, welches Mittel den größten Erfolg verspricht. Eine Erfolgsgarantie – also eine eintretende Schwangerschaft – gibt es in der chinesischen Medizin so wenig wie in der klassischen Kinderwunschmedizin.

KOMPLEMENTÄRE UND SCHULMEDIZIN

Zwar ist die Wirksamkeit alternativer und komplementärer Methoden in der Kinderwunschbehandlung vielfach nicht wissenschaftlich nachgewiesen, doch immer mehr Schulmediziner beziehen sie ergänzend in ihre Therapie mit ein.

AKUPUNKTUR BEI PROBLEMEN MIT DER FRUCHTBARKEIT

In China werden sexuelle Störungen seit Jahrhunderten mit Akupunktur behandelt. Bei vielen Paaren kommt es bereits nach zehn Sitzungen zu deutlichen Verbesserungen, besonders wenn es sich um folgende Probleme handelt:

> Zyklusstörungen
> Blutungsstörungen
> fehlender Eisprung

> schlecht durchblutete Gebärmutter
> Prämenstruelles Syndrom (PMS)
> Hormon- und Schilddrüsenstörungen
> eingeschränkte Spermienmenge
> schlechte Spermienqualität
> Prostataschmerzen
> Erektions- und Ejakulationsstörungen
> Unfruchtbarkeit unbekannter Ursache

Akupunktur: Nadeln setzen

Nach überliefertem chinesischen Verständnis fließt die Lebensenergie eines Menschen, das Qi (sprich Tschi), innerhalb von Leitbahnen (Meridiane). Je gleichmäßiger und ungehinderter diese Energie fließt, desto gesünder ist der Mensch. Krankheiten und Störungen – dazu gehört auch ein unerfüllter Kinderwunsch – deuten dagegen darauf hin, dass der Energiefluss beeinträchtigt ist. Mit Hilfe der Akupressur lassen sich Blockaden lösen.

Ein erfahrener Therapeut kann die Leitbahnen, die mit der Fortpflanzung zusammenhängen, aktivieren und dadurch Ihre Lebensenergie und Ihre Fruchtbarkeit verbessern. Dazu gehören vor allem die Leitbahnen der Nieren, der Milz und der Leber. Entlang dieser Energiewege wird der Akupunkteur die Nadeln so setzen, dass der Fluss von Energie und Blut während der Menstruation und an den fruchtbaren Tagen verbessert und dadurch die Empfängnischancen erhöht werden. Auch die Samenproduktion beim Mann kann durch eine verbesserte Energieversorgung und Durchblutung angeregt werden.

Nadeln bei Kinderwunsch

Wenn Sie sich für eine Unterstützung Ihres Kinderwunsches oder eine Kinderwunschbehandlung durch die Akupunktur entscheiden, sollte der Therapeut in diesem Bereich besonders erfahren sein (Webadressen Seite 123). Er wird zunächst eine Diagnose erstellen, die vielen Menschen ungewöhnlich erscheint: Nach einer eingehenden Befragung des Patienten fühlt er vor allem den Handgelenkspuls und betrachtet die Zunge. Auf diese Weise kann der Heilpraktiker oder Arzt mit Akupunkturausbildung Hinweise auf verborgene Störungen finden, die Ihnen selbst vielleicht noch gar nicht aufgefallen sind. Für eine gezielte Diagnose zu möglichen Fruchtbarkeitsstörungen ist zudem der Menstruationsverlauf besonders wichtig, beim Mann gegebenenfalls ein Spermiogramm (Seite 110). Sie werden dann entsprechend der ganzheitlichen Sichtweise der chinesischen Medizin unterstützt.

Akupressur: Punkte drücken

Akupunkturpunkte können nicht nur mit Nadeln, sondern auch durch Drücken angeregt werden. Die Methode des Drückens heißt Akupressur. Dabei werden die Punkte (Seite 68 und 70) durch systematischen Druck mit dem Finger, einem Stäbchen oder mit Massagetechniken stimuliert. Das Ziel ist jeweils dasselbe: Das Qi soll entlang der Leitbahnen frei fließen, und Blockaden sollen sich lösen.

Auf den ersten Blick scheinen nicht alle aufgeführten Symptome und Beschwerden (Seite 69 und 71) für die Fruchtbarkeit von Belang zu sein. Da die chinesische Medizin den Menschen als ganzheitliches Individuum betrachtet, sind das allgemeine körperliche Wohlbefinden und die innere Harmonie für sie unverzichtbare Voraussetzungen, damit sich ein Kinderwunsch erfüllt.

Während die Akupunktur nur von speziell ausgebildeten Therapeuten ausgeübt wird, können Sie die Akupressur auch selbst erlernen (Buchtipp Seite 122) oder sich von einem Spezialisten zeigen lassen. Auch Ihr Akupunkteur zeigt Ihnen sicher gern Punkte, die Sie zwischen seinen Behandlungen selbst drücken oder massieren können.

> Und so wird's gemacht: die Punkte mit leichtem, langsam ansteigendem Druck täglich jeweils drei Minuten im Uhrzeigersinn kreisend massieren (lassen). Sie können die Dauer der Druckmassage aber auch Ihren Bedürfnissen anpassen.

EINE EINFACHE HEILMASSAGE

Bei Akupressur ist der Behandlungserfolg nicht an medizinische Vorkenntnisse gebunden, es werden keine technischen Hilfsmittel benötigt und es sind keine schädigenden Nebenwirkungen zu befürchten.

Für Symptome, die mit
mehreren Punkten behan-
delt werden können, wäh-
len Sie den Punkt, der
Ihnen am meisten zusagt.
Nach einiger Zeit können
Sie wechseln.

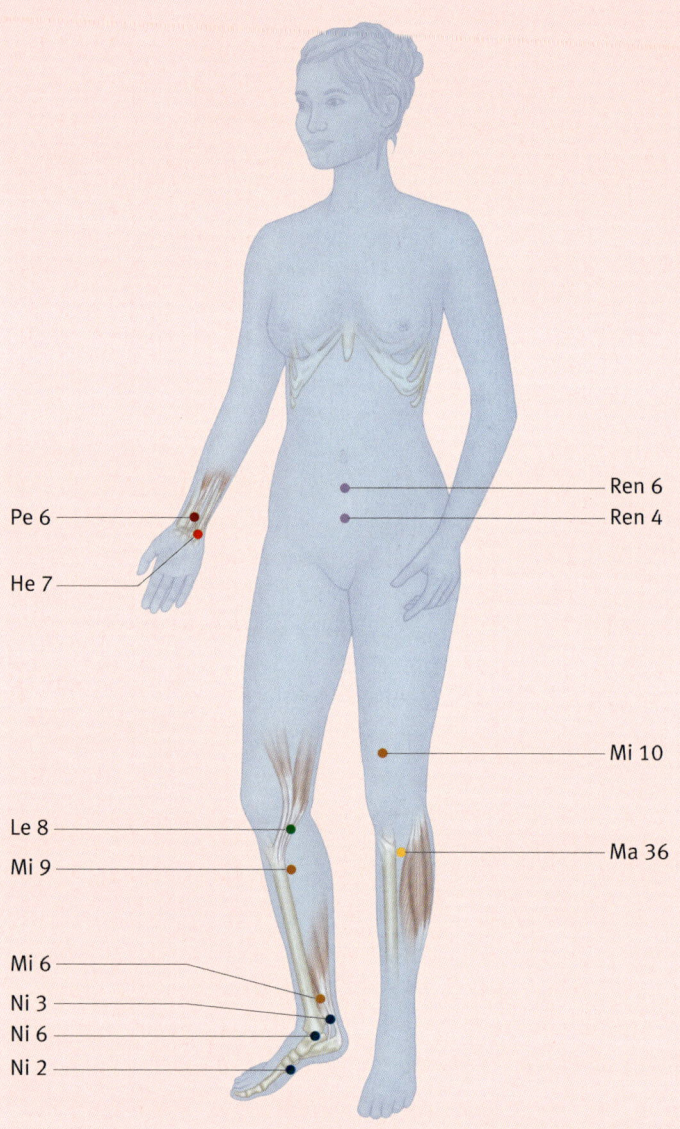

Pe 6

He 7

Ren 6

Ren 4

Mi 10

Le 8

Mi 9

Ma 36

Mi 6

Ni 3

Ni 6

Ni 2

Punkt und Wirkbeschreibung	Lage	Symptom
> Ren Mai 6 (Ren 6) »Meer der Energie«	zwei Fingerbreit unter dem Nabel	Erschöpfung, Schwächegefühl
> Ren Mai 4 (Ren 4) »heißer Kopf und kalte Füße«	vier Fingerbreit unter dem Nabel	Hitzewallungen, sexuelle Unlust
> Pericard 6 (Pe 6) »Dickes Fell«	zwei Daumenbreiten von der Handgelenksfalte innen, mittig	Verletzlichkeit, Magenprobleme, Übelkeit, Erbrechen
> Herz 7 (He 7) »Trossstraße zur Heiterkeit«	Handgelenk innen, äußerster Rand der Falte	Freudlosigkeit, Traurigkeit
> Milz 10 (Mi 10) »Spezialpunkt am Oberschenkel«	zwei Daumenbreit über dem Rand der Kniescheibe an der Innenseite des Oberschenkels	zu starke Blutungen
> Leber 8 (Le 8) »Augentrost«	am inneren Ende der Kniegelenksfalte	Menstruationsstörungen, Sehstörungen
> Milz 9 (Mi 9) »Abfluss«	unter dem Schienbeinköpfchen innen unter dem Knie	Ausfluss, Ödeme, Durchfall
> Milz 6 (Mi 6) »Kraft für den Unterleib«	vier Fingerbreit über dem Innenknöchel	Menstruationsstörungen, Probleme im Unterleib (nicht während der Schwangerschaft!), Erektionsstörungen
> Niere 3 (Ni 3) »Tiefes Wasser«	zwischen dem Innenknöchel und der Achillessehne	Lendenschmerzen, Schwindelgefühle, Erschöpfung
> Niere 6 (Ni 6) »Kühlen Kopf bewahren«	direkt unter dem Innenknöchel	Hitzewallungen
> Niere 2 (Ni 2) »Coolness«	am inneren Fußgewölbe	kalte Füße
> Magen 36 (Ma 36) »Göttlicher Gleichmut«	vier Fingerbreit unter der Kniescheibe, eine Daumenbreite nach außen	Schwäche, Unruhe, Magenprobleme

Akupressurpunkte zur Selbstbehandlung

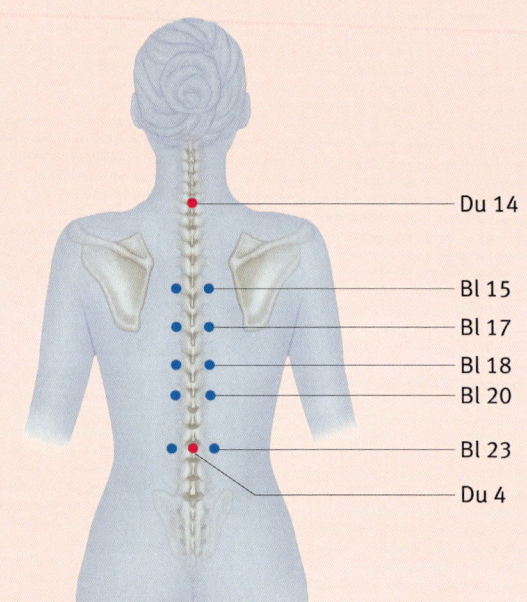

- Du 14
- Bl 15
- Bl 17
- Bl 18
- Bl 20
- Bl 23
- Du 4

Fast alle Punkte sind spiegelbildlich auf der linken und der rechten Körperhälfte zu finden, also sowohl rechts und links neben der Wirbelsäule, am rechten und am linken Fuß und so weiter. Massieren Sie immer beide Punkte – und wo möglich, gleichzeitig.

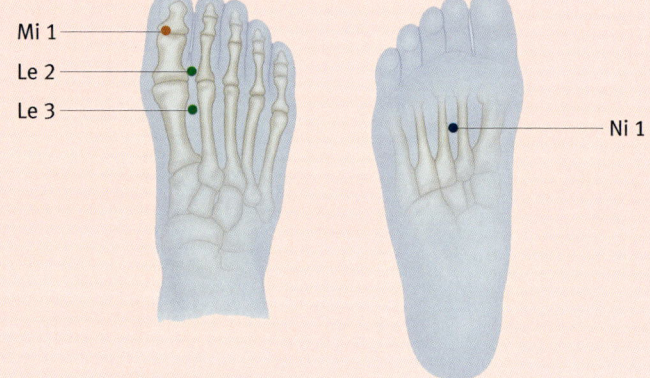

- Mi 1
- Le 2
- Le 3
- Ni 1

Punkt und Wirkbeschreibung	Lage	Symptom
> Du Mai 14 (Du 14) »Wiedererstarken«	unter dem Dornfortsatz des siebten Halswirbels	Infektanfälligkeit
> Blase 15 (Bl 15) »Stütze der Seele«	unter dem fünften Brustwirbel, zwei Fingerbreit neben der Mittellinie	Erschöpfung, Schlafstörungen, Traurigkeit
> Blase 17 (Bl 17) »Saft und Kraft«	unter dem sechsten Brustwirbel, zwei Fingerbreit neben der Mittellinie	Blutmangel, Atemstörungen
> Blase 18 (Bl 18) »Stütze der Kraft«	unter dem achten Brustwirbel, zwei Fingerbreit neben der Mittellinie	zu starke Blutungen, Menstruationsstörungen, Ärger, Blockaden
> Blase 20 (Bl 20) »Stütze der Mitte«	unter dem zehnten Brustwirbel, zwei Fingerbreit neben der Mittellinie	Ausfluss, Verdauungs- und Stoffwechselstörungen
> Blase 23 (Bl 23) »Standfestigkeit«	zwischen erstem und zweitem Lendenwirbel, zwei Fingerbreit neben Mittellinie	Störungen des Nervensystems, schlechte Spermien, ausbleibende Periode
> Du Mai 4 (Du 4) »Pforte des Lebensglücks«	auf der Wirbelsäule zwischen den Punkten Blase 23	sexuelle Unlust mit Kältegefühlen
> Leber 2 (Le 2) »Innehalten«	zwischen der ersten und zweiten Zehe an der »Schwimmhaut«	Hektik, Aufbrausen, Stressfolgen
> Leber 3 (Le 3) »Leichtes Fließen«	zwischen der ersten und zweiten Zehe zwei Fingerbreit nach oben	Prämenstruelles Syndrom, Ejakulationsstörungen, Blockaden, innere Anspannung
> Niere 1 (Ni 1) »Verwurzelt«	Mitte der Fußsohle, im oberen Drittel hin zum Fußballen	ausbleibende Periode
> Milz 1 (Mi 1) »Verborgene Helligkeit«	im inneren Nagelfalzwinkel der Großzehe	zu starke Blutungen

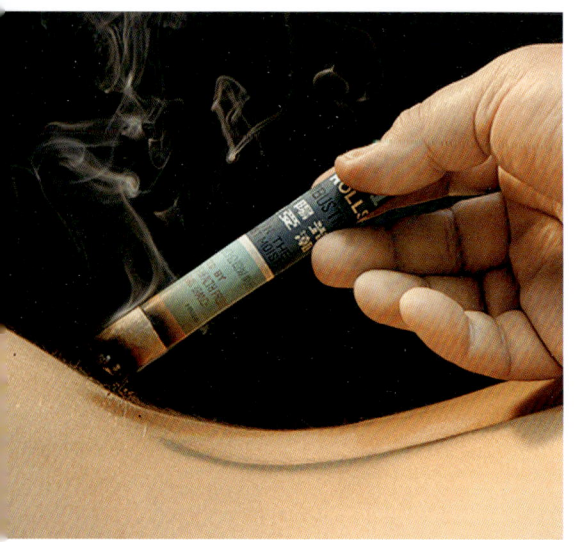

Mit der glimmenden Moxazigarre wird der jeweilige Punkt so lange erwärmt, bis eine leichte Rötung auftritt oder Sie es als zu heiß empfinden. Die Wärmebehandlung muss sich unbedingt gut anfühlen!

Moxibustion: eine Wärmebehandlung

Die Moxibustion wird in der TCM zur Stärkung und Erwärmung angewendet, also vor allem bei Erschöpfung und Kältezuständen wie Neigung zu Infekten, Kältegefühlen im Unterleib oder wenn Sie zum Typ »Frostbeule« gehören. Die wärmende Wirkung wird erzielt, indem über den Akupunkturpunkten behutsam chinesisches Beifußkraut verbrannt wird. Aber Vorsicht, wenn die Haut an diesen Stellen bereits gerötet und/oder erhitzt ist oder wenn Sie selbst unter zu starker Hitze leiden. Gefährlich kann die Moxibustion bei Entzündungen oder partiellen Lähmungen sein – in solchen Fällen überlassen Sie die Behandlung am besten dem Fachmann.

> **Und so wird's gemacht:** Mit einer glimmenden Moxazigarre (Apotheke oder medizinischer Fachhandel, Adressen Seite 123) wird der entsprechende Punkt vorsichtig etwa drei bis fünf Minuten mit kreisenden Bewegungen erwärmt, bis eine leichte Rötung auftritt. Danach sollten Sie sich warm einpacken und ein wenig ausruhen. Die glimmende Zigarre können Sie in einem Gefäß mit Sand oder trockenem Reis löschen und am nächsten Tag wieder benutzen.

Die richtigen Punkte für die Moxibustion

Bei einer Störung können Sie durch die Moxibustion der folgenden Punkte erfolgreich auf Ihren Organismus einwirken:

Störungen bei der Frau
> Sexuelle Unlust: Ren Mai 4, Ren Mai 6 (beide Seite 68)
> Kalte Füße: Niere 3, Niere 2 (beide Seite 68)
> Ausbleibende Periode: Blase 23, Niere 1 (beide Seite 70)
> Zu starke Blutung: Milz 1 (Seite 70)
> Blutmangel: Blase 17 (Seite 70)

> Schwäche, Unruhe, stressbedingte Magenprobleme, nach starken Blutverlusten: Magen 36 (Seite 68)
> Freudlosigkeit, Traurigkeit, emotionale Schwäche: Herz 7 (Seite 68)

Störungen beim Mann

> Potenzstörung: Ingwermoxa. Füllen Sie dazu erwärmtes Salz in den Bauchnabel und bedecken Sie es mit einer Scheibe Ingwer. Stellen Sie einen Moxakegel darauf (Apotheke oder medizinischer Fachhandel, Adresse Seite 123) und brennen Sie ihn ab. Sie können den Nabel aber auch behutsam mit einer Moxazigarre erwärmen.
> Schlechte Spermienqualität: Blase 23 (Seite 70)
> sexuelle Unlust mit Kältegefühlen: Du Mai 4 (Seite 70)
> Schwindel, Tinnitus, nach Überlastung und Traumata: Niere 1 (Seite 70)

Die Tuina-Massagetechnik

Die Bezeichnung dieser Massagetechnik setzt sich aus »Tui« und »Na« zusammen und beschreibt damit bereits zwei von sehr vielen Techniken: Schieben und Greifen. Die Indikationen der Tuina-Massage erstrecken sich über nahezu alle medizinischen Bereiche, von hartnäckigen Verspannungen bis hin zu entzündlichen Schleimansammlungen. Noch heute sind in China in Hotels und Teehäusern blinde Masseure anzutreffen, die mit höchster Sensibilität und gleichzeitig gezielter Kraft ihr Handwerk ausüben. Aber Tuina ist auch Bestandteil der Ausbildung traditioneller Ärzte an den TCM-Universitäten.

Mit einer einfachen Tuina-Massagetechnik können Sie selbst zu Hause die Voraussetzungen für eine Empfängnisbereitschaft verbessern. Die Behandlung ist hier bei Mann und Frau gleich.

> **Und so wird's gemacht:** Erwärmen Sie Ihren Unterleib, indem Sie das so genannte untere Zinnoberfeld (unteres Dantian) unter dem Bauchnabel mit den übereinandergelegten Handflächen kreisend reiben – 36-mal im Uhrzeigersinn, anschließend 36-mal entgegen.

TUINA IN KOMBINATION

Hierzulande wird Tuina von Therapeuten der Traditionellen Chinesischen Medizin häufig als Ergänzung zu anderen Therapieformen wie etwa der Akupunktur eingesetzt.

Die Nierenregion und das Steißbein im unteren Rücken können mit lockeren Fäusten jeweils zwei bis drei Minuten geklopft werden. Einen ähnlichen Effekt zur Auflösung der Blockaden im Qi-Fluss erreichen Sie, wenn Sie die Fußsohlen mit der lockeren Faust mehrmals täglich etwa drei bis fünf Minuten beklopfen.

Qigong für den Fluss des Atems

Ebenso wichtig wie der Energiefluss ist in der chinesischen Medizin der Fluss des Atems, den wir bewusst aktivieren können. Davon profitieren Körper und Geist.

> **Und so wird's gemacht:** Setzen Sie sich bequem hin und legen Sie die Handflächen übereinander auf das untere Zinnoberfeld unter dem Bauchnabel. Schließen Sie die Augen leicht und konzentrieren Sie sich und Ihre Ausatmung auf diese Region. Bei Kältegefühlen im Unterleib stellen Sie sich die wärmende Wirkung der Sonne an einem strahlenden Sommertag vor. Danach reiben Sie das untere Dantian mit den Handflächen langsam jeweils 3-mal im und dann gegen den Uhrzeigersinn. Anschließend reiben Sie Hände und Gesicht. Nehmen Sie sich für diese Übung täglich etwa 20 bis 40 Minuten Zeit.

GU-ERFOLGSTIPP EINE QIGONG-ÜBUNG FÜR DIE WEIBLICHE FRUCHTBARKEIT

> Stehen oder sitzen Sie entspannt.
> Legen Sie Ihre Zungenspitze an den oberen Gaumen hinter die Schneidezähne.
> Atmen Sie durch die Nase ein und konzentrieren Sie sich darauf, wie die Atemluft zur Mitte des Brustkorbs und des Bauches über den Nabel nach unten fließt. Den Unterbauch dabei herausdrücken.
> Nach dem Einatmen konzentrieren Sie sich auf Ihre Gebärmutter und die Genitalregion, als ob Sie Urin anhalten müssten.

> Entspannen Sie sich und lassen Sie Ihre Gedanken während der Ausatmung von unten nach oben wandern, vom Steißbein über den Rücken und den Scheitel nach vorn zur Nase, jeweils an der Mittellinie entlang.
> Mindestens fünf Minuten lang im gleichen Rhythmus ein- und ausatmen.
> Diese einfache Qigong-Übung können Sie jederzeit, überall und so oft Sie wollen wiederholen!

Streicheleinheiten für Körper und Seele

Gerade im Alltag kommt unsere sinnliche Seite meist zu kurz. Dabei ist sie eine wichtige Quelle für Lebensfreude und Wohlgefühl. Angefangen von einem leckeren Essen, das den Geschmackssinn anregt, über aromatische Düfte, die den Geruchssinn aktivieren, bis zur Musik, die die Gefühle anspricht, eignet sich noch vieles, das die Sinne belebt.

Lustvolle Liebkosungen

Am stärksten bringen wir uns mit Berührungen und Liebkosungen der Haut in eine sinnlich-lustvolle Stimmung. Und dafür gibt es sogar eine ganz nüchterne Erklärung: Ein sexueller Reiz wird über das Nervensystem von der Hautoberfläche bis in das limbische System im Gehirn (das an der Verarbeitung von Emotionen beteiligt ist) weitergeleitet und bewirkt eine Stimulation dieses Gefühlszentrums im Gehirn. Der Hypothalamus schüttet dann Botenstoffe aus, die schließlich eine verbesserte Durchblutung des Beckenraums bewirken. Mit anderen Worten: Auch Ihre Fruchtbarkeit nimmt zu, wenn Ihr Partner Sie streichelt.

Anregende Massagen

Eine wunderbare Möglichkeit, die Haut intensiv zu berühren und einander Gutes zu tun, sind gegenseitige Massagen mit duftenden Ölen. Gehen Sie dabei ganz auf den Partner ein und versuchen Sie zu spüren, welche Berührungen und Streicheleinheiten ihm besonders gefallen. Nehmen Sie sich dafür Zeit und schalten Sie alle äußeren Störfaktoren aus. Massieren Sie ohne viel Druck alle Körperregionen, die dem Partner angenehm sind. Verzichten Sie auf allzu viele unterschiedliche Massagetechniken, um kein Übermaß an Reizen auszuüben. Sanftes Streichen und Kneten sind fast immer angenehm. Anregend wirkt zum Beispiel das Streichen am Rücken von unten nach oben, beruhigend dagegen das behutsame Ausstreichen Richtung Gesäß.

Sinnliche Aromaöle

Es gibt eine Vielzahl unterschiedlicher Aromaöle, deren Duft erotische Stunden unterstützen soll: Amyris, Geranium, Jasmin, Mairose, Nelke, Orange, Palmarosa, Sandelholz, Vanille, Vetiver, Ylang-Ylang, um nur einige zu nennen. Riechen Sie vor dem Kauf an der Flasche, welcher Duft Ihnen und Ihrem Partner besonders gefällt. Geben Sie davon ein paar Tropfen in eine Duftlampe oder (im Winter) auf ein feuchtes Tuch, das Sie auf die Heizung legen. Auch im Badewasser oder als Zugabe zu neutralen Massageölen entfalten die Düfte ihre sinnliche Wirkung.

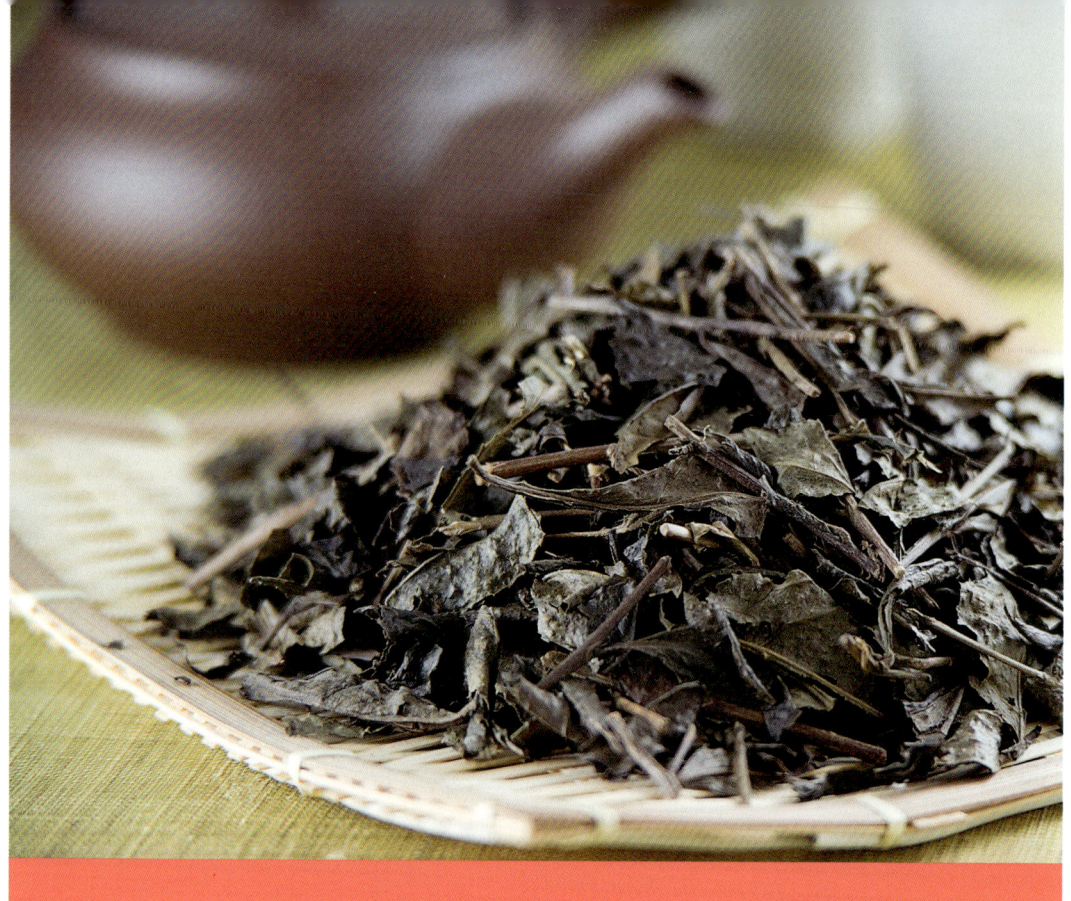

Tees aus Heilpflanzen

Viele traditionelle Kulturen wie etwa die chinesische, indianische und afrikanische, aber auch die westliche Phytotherapie kennen eine Vielzahl von Kräutern und Pflanzen, die als Heilmittel eingesetzt werden. Insbesondere als Teemischungen, aber auch in Form von Tropfen, Kapseln, Auflagen, Packungen und Wickeln, sind sie – in der Regel nach Rücksprache mit dem Therapeuten – gut geeignet, Störungen rund um die Fruchtbarkeit selbst zu mindern und in den Griff zu bekommen.

Phytopharmaka – heilende Pflanzen

Zwar ist nicht gegen alles ein Kraut gewachsen, doch gegen und vor allem für sehr vieles. Heilpflanzen können beispielsweise durch ihre östrogenartige Wirkung fehlende körpereigene Östrogene ersetzen. Allerdings sind manche Pflanzen giftig und können unerwünschte Nebenwirkungen haben! Nicht zu unterschätzen ist ihre starke Wirkung generell, besonders wenn es sich um Mischpräparate handelt. Trinken Sie deshalb zur Sicherheit die auf den nächsten Seiten empfohlenen Kräutertees nicht ununterbrochen über Monate oder gar Jahre hinweg! Und Sie sollten immer auch ganz genau wissen, was Sie zu sich nehmen. In der Tabelle auf Seite 78 sind Kräuter aufgelistet, die nachweislich wohltuend wirken und einen Kinderwunsch positiv unterstützen. Es gibt aber auch einige Kräuter, von denen bekannt ist, dass sie die Fruchtbarkeit oder eine bestehende Schwangerschaft negativ beeinflussen können (Kasten unten).

> **Und so wird's gemacht:** Bereiten Sie die Tees immer frisch zu, dann wirken sie besser. Soweit nichts anderes angegeben ist, nehmen Sie pro Tasse ein bis zwei Teelöffel Kraut (aus der Apotheke) und übergießen Sie es mit siedendem (nicht kochendem!) Wasser. Lassen Sie den Tee etwa zehn Minuten zugedeckt ziehen. In kleinen Schlucken (nicht zum Essen!) trinken, zwei bis drei Tassen täglich sind genug. Sollte nach vier bis sechs Wochen keine Veränderung eingetreten sein, probieren Sie einen anderen Kräutertee mit ähnlicher Wirkung, die Sie der Tabelle auf der nächsten Seite entnehmen können. Oder Sie legen eine Pause ein.

STRENGE KONTROLLEN
Für Phytopharmaka gelten heute die gleichen hohen Anforderungen an Qualität, Wirksamkeit und Unbedenklichkeit wie für chemisch produzierte Arzneimittel.

WICHTIG: KRÄUTER, DIE SIE BESSER MEIDEN

> Frauen mit Kinderwunsch sollten folgende Kräuter meiden: Klette, Katzenminze, Selleriesamen, Kamille, Frauenwurzel, Fenchel, Wacholder, Salbei (als reines ätherisches Öl oder Tinktur), Zimt, Sennesblätter.

> Männer verzichten am besten auf Johanniskraut, Palmwurz, Ginkgo, zu viel Süßholz (Lakritz!), Echinacea.

Die besten Kräuter für die Fruchtbarkeit

Wählen Sie – am besten in Rücksprache mit Ihrem Therapeuten – aus der folgenden Tabelle die für Sie passenden Kräuter aus, die Sie in der Apotheke mischen lassen und als Tee wie auf Seite 77 beschrieben zubereiten.

Heilkraut	gut für/bei
Amerikanischer Schneeball (Viburnum prunifolium)	Durchblutung der Gebärmutter
Beifuß (Artemisia vulgaris)	Zyklusstörungen
Damiana (Turnera diffusa)	mehr Libido
Erd-Burzeldorn (Tribulus terrestris)	Spermienqualität, Potenz, Libido
Falsches Einkorn (Chaemlirium lutheum)	Follikelreifung, Geschlechtshormone
Frauenmantel (Alchemilla vulgaris)	Beckendurchblutung, Gelbkörperhormon, Regelkrämpfe
Himbeerblätter (Rubus idaeus)	Beckendurchblutung, Gebärmutterschleimhaut
Ingwer (Zingiber officinalis)	Verzögerte Menstruationsblutung, Mittelschmerz, Übelkeit
Majoran (Origanum majorana)	Scheidenmilieu, Schleimhaut
Mönchspfeffer (Vitex agnus castus)	Gelbkörperhormon, Prolaktin-Überschuss
Rosmarin (Rosmarinus officinalis)	Eisprung, Keimdrüsen
Rotklee (Trifolium pratense)	hormonelle Balance
Schafgarbe (Achillea millefolium)	Regelkrämpfe, starke Blutungen
Sibirischer Ginseng (Eleutherococcus senticosus)	Östrogenbildung
Traubensilberkerze (Cimicifuga racemosa)	Krämpfe, Menstruationsbeschwerden
Yamswurzel (Dioscorea villosa)	Menstruationsbeschwerden

Kräuter für die Frau

Um das Gleichgewicht der weiblichen Hormone wiederherzustellen, hat sich Mönchspfeffer (Vitex agnus castus, siehe Abbildung) besonders bewährt. Das Gewächs ist im Volksmund auch als Keuschlamm (sprich: Keusch-Lamm) bekannt. Dazu ist folgende nette Geschichte überliefert: Mönchspfeffer wuchs in mittelalterlichen Klostergärten, wurde zum Würzen verwendet, sollte es aber vor allem den Mönchen erleichtern, ihr Keuschheitsgelübde einzuhalten. Längst wurde die tatsächliche Wirkung von Mönchspfeffer nachgewiesen: Die Früchte (Samen) der Pflanze regulieren den Hormonhaushalt, indem sie die Prolaktinausschüttung normalisieren und die Gelbkörperphase stabilisieren. Damit fördert der Mönchspfeffer den Eisprung. Trinken Sie jeden Morgen eine Tasse Tee aus Mönchspfefferfrüchten oder nehmen Sie die Früchte als Tropfen aus der Apotheke nach Anleitung.

Ein Tee für jede Zyklushälfte

Als erste Zyklushälfte gilt die Zeit vom Ende der Blutung bis zum Eisprung. In dieser Zeit können Sie Ihr Blut stärken, wenn Sie Tee aus folgenden Zutaten trinken:
Je 25 g Chinesische Angelikawurzel, Beifußkraut, Himbeerblätter und Salbeiblätter.
Die Zeit vom Eisprung bis zur Blutung wird als zweite Zyklushälfte bezeichnet. Für diesen Zeitraum empfiehlt sich eine Teemischung, die der Entspannung dient und den Blutfluss regelt. Dazu benötigen Sie je 25 g Frauenmantel, Schafgarbe, Zitronenmelisse und Mönchspfeffersamen.
Beide Tees werden gemäß der Beschreibung auf Seite 77 zubereitet. Trinken Sie täglich jeweils drei Tassen.

Kräuter für den Mann

Die chinesische Medizin kennt auch für den Mann Kräuter, die Störungen beheben und die Fruchtbarkeit anregen. Wählen Sie:
> Taigawurzel (Eleutherococcus) hilft bei männlicher Impotenz. Einen Teelöffel Taigawurzel in zirka 150 Milliliter kochendes Wasser geben, fünf Minuten kochen und anschließend noch

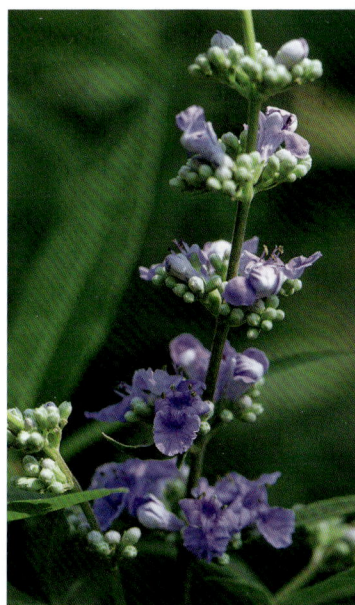

Der Mönchspfeffer bringt den Zyklus ins Lot und regt die Produktion des Gelbkörperhormons an.

fünf bis zehn Minuten zugedeckt ziehen lassen. Durch ein Teesieb geben und nach Geschmack süßen. Achtung: Nicht geeignet bei Unruhe, Bluthochdruck und Hitzegefühlen!

> Kürbiskerne bei Zink-Mangel. Sie fördern die Testosteron-Produktion – und somit Lust und Potenz!
> Basilikum schmeckt nicht nur gut zu Pasta und Gemüse. Es löst auch Blockaden und fördert die Fruchtbarkeit.
> Brennnesselfrüchte verbessern die Spermienqualität. Täglich ein bis zwei Teelöffel als Salatbeilage oder pur einnehmen.
> Ein Teelöffel Blütenpollen täglich steigert Ihre Vitalität.

Ein Tee für Männer

Folgender Tee aus der chinesischen Medizin soll die Manneskraft stärken. Lassen Sie sich die Kräuter in der Apotheke mischen:

> je 3 g Brenndoldenfrucht und Zimtrinde
> je 4 g Ginsengwurzel und Hirschhorn
> je 6 g Bischofsmützenkraut, Eucommiarinde, Goldene-Augengras-Wurzel, Hartriegelfrucht und Morindawurzel,
> je 9 g Bocksdornfrüchte und Chinesische Engelwurz
> je 12 g Braunwurz und Speichelkrautwurzel

Bereiten Sie den Tee wie auf Seite 77 beschrieben zu und trinken Sie täglich zwei bis drei Tassen davon. Nicht geeignet bei Unruhe und Hitzegefühlen!

STERILITÄT UND IMPOTENZ

Zeugungsunfähigkeit hat mit Impotenz nichts zu tun: Auch wenn ein Mann einen Samenerguss hat, ist er nicht automatisch zeugungsfähig. Dagegen kann ein impotenter Mann durchaus zeugungsfähig sein.

GU-ERFOLGSTIPP   DAS FRAUENKRAUT

Ein Universalkraut bei allen Frauenleiden ist der Frauenmantel (Alchemilla vulgaris), am besten als alkoholische Lösung beziehungsweise als Tropfen aus der Apotheke. Er kräftigt die Gebärmutter, regt den Eisprung an, verbessert die Produktion des Gelbkörperhormons und lindert Regelkrämpfe. Frauenkraut kann auch als Kräutertee getrunken werden.

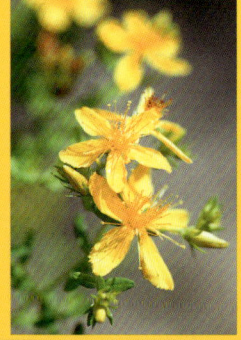

Das verbessert die Qualität der Spermien

In 40 bis 50 Prozent der unerfüllten Kinderwunsch-Fälle liegt die Ursache beim Mann. Nicht nur aufgrund der Tatsache, dass auch beim Mann mit zunehmendem Alter die Spermienqualität abnimmt, sondern auch durch viele andere Störfaktoren kann von seiner Seite die Erfüllung des Kinderwunsches erschwert werden. Die gute Nachricht: Männer können viel mehr für ihre Spermienqualität tun, als allgemein bekannt ist. Am besten fangen Sie gleich damit an.

Ernähren Sie sich ausgewogen

Die meisten Maßnahmen verbessern die Gesundheit insgesamt. Dazu gehört vor allem eine ausgewogene und gesunde Ernährung, wie sie ab Seite 36 empfohlen wird. Einige Vitamine und Mineralien sind für ein gutes Sperma besonders wichtig. Dazu zählen die Vitamine A, B, C, E, Zink und Folsäure (Tabelle Seite 40). Trinken Sie außerdem viel Wasser.

Achten Sie auf Ihr Gewicht

Auch das Gewicht spielt beim Mann eine große Rolle. Untersuchungen haben ergeben, dass ein Zusammenhang zwischen Körpergewicht und Sperma besteht. Je dicker ein Mann ist, desto geringer ist die Funktionsfähigkeit der Samenzellen.

Meiden Sie Hitze

Spermien mögen es nicht zu warm. Aus diesem Grund leben sie außerhalb des Rumpfes in den Hoden, wo die Temperatur nur etwa 32 °C beträgt. Deshalb sollten Männer mit Kinderwunsch auch nicht heiß baden, in die Sauna oder in den Whirlpool gehen. Auch zu viel Sonnenbestrahlung wirkt sich ungünstig aus. Enge Unterhosen sind ebenfalls von Nachteil.

Tipps für kühle Spermien:

> Boxershorts statt String-Tangas!
> Duschen statt heiße Bäder und Sauna!
> Bei langen Autofahrten: Sitzheizung ausstellen!
> Beim Urologen abklären lassen: Krampfadern am Hoden? Diese können wie »Heizschlangen« wirken!

Auch das noch

Schädlich sind außerdem exzessiver Sport (auch exzessives Radfahren), Umweltgifte, Drogen, Zigaretten, stark koffeinhaltige Getränke und Alkohol. Auch der übermäßige Verzehr von Sojaprodukten hat nach neuesten Studien schädliche Auswirkungen auf die Qualität der Samenzellen. Und natürlich wirkt sich Überforderung negativ auf Spermien aus.

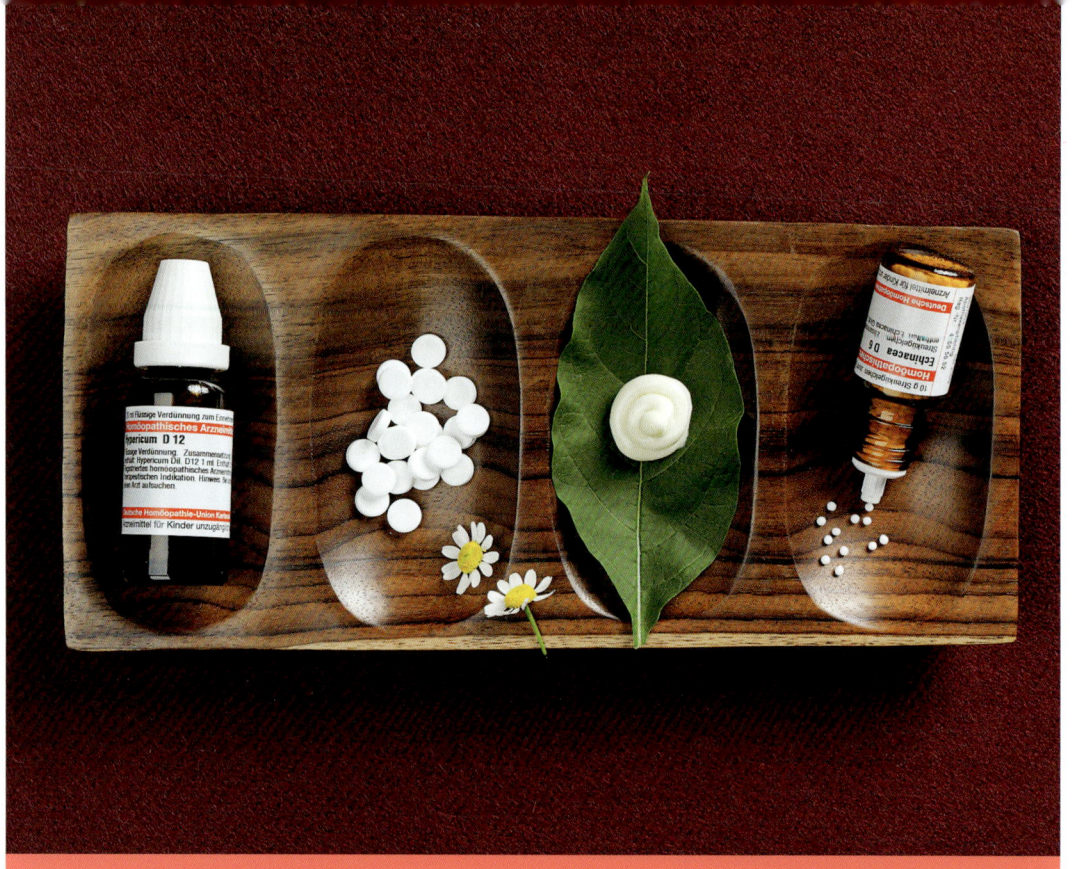

Alternative
Behandlungsmethoden

Neben den Methoden der chinesischen Medizin und der Pflanzenheilkunde gibt es noch weitere Therapieformen, mit denen Sie Ihren Kinderwunsch auf sanfte Weise unterstützen können. Dazu zählen vor allem die Homöopathie, die Biochemie – als Schüßler-Salze bekannt – sowie die Fuß-Reflexzonenmassage. Sie alle eignen sich auch zur Selbstbehandlung, wobei die Begleitung durch einen Therapeuten sicher in vielen Fällen ratsam ist. Er kann Mittel individuell auf Sie abstimmen oder bewährte Wirkstoffe empfehlen.

Homöopathie und Schüßler-Salze

Da in der klassischen Homöopathie Patienten individuell behandelt werden, ist auf homöopathischen Mitteln keine therapeutische Indikation angegeben. Allerdings gibt es sehr wohl Präparate, die sich bei bestimmten Beschwerden oder Blockaden, wie sie einem Kinderwunsch entgegenstehen können, bewährt haben. Diese werden, neben Komplexmitteln (also solchen, die aus mehreren Wirkstoffen bestehen), auch symptombezogen eingenommen. Einige Komplexmittel finden Sie im Kasten auf Seite 88.

Die Dosierung homöopathischer Mittel legt normalerweise der behandelnde Therapeut fest. Üblicherweise werden 2-mal täglich 5 Globuli oder 2-mal täglich eine Tablette des entsprechenden Mittels unter die Zunge gelegt.

Während die klassische Homöopathie mit vielen hundert Mitteln behandelt, beschränkt sich die Biochemie nach Dr. Schüßler – allgemein als Schüßler-Salze bekannt – auf wenige Substanzen, die ebenfalls homöopathisch zubereitet (potenziert) werden und den Organismus zur Selbstheilung anregen. Mit Schüßler-Salzen können auch die Depots von Mineralien und Spurenelementen wieder aufgefüllt werden. In der Kinderwunschphase ist es wichtig, Eisen-, Kalzium-, Magnesium- oder Zinkmangel auszugleichen.

Schüßler-Salze werden hauptsächlich in Tablettenform verabreicht. Damit sie ihre Wirkung richtig entfalten können, ist es wichtig, die Tabletten langsam im Mund zergehen zu lassen oder in Wasser aufzulösen und schluckweise zu trinken.

Auf den nächsten Seiten finden Sie Tabellen mit häufig auftretenden Symptomen und Beschwerden, die im Rahmen einer ganzheitlichen Kinderwunschtherapie mit homöopathischen Arzneien und den richtigen Schüßler-Salzen sehr erfolgreich behandelt werden können. Die Trennung nach Frauen und Männern und da wiederum die Unterteilung in entsprechende Symptom- und Beschwerdegruppen erleichtert Ihnen die Suche.

WICHTIG

Wenn Sie Homöopathika einnehmen, sollten Sie stets einen Abstand von zehn Minuten zum Essen und Zähneputzen einhalten. Bestimmte Substanzen gelten als Gegenmittel (Antidote) zu homöopathischen Mitteln. Dazu gehören Kaffee, ätherische Öle, Kamille und Pfefferminze. Und Letztere können auch in Zahnpasta und Mundspülungen enthalten sein. Darauf sollten Sie während der Behandlung am besten verzichten.

Homöopathika und Schüßler-Salze für Frauen

Die Tabelle enthält homöopathische Mittel und Schüßler-Salze für Symptome und Beschwerden rund um die Fruchtbarkeit. Wenn verschiedene Homöopathika angegeben sind, können Sie selbst auswählen. Sollte sich innerhalb von vier Wochen keine Besserung einstellen, probieren Sie ein für Ihr Symptom oder Ihre Beschwerden geeignetes anderes Mittel aus. Bei den Schüßler-Salzen ist das Hauptmittel jeweils vorangestellt.

Für Frauen haben sich folgende Mittel bewährt

Symptom/Beschwerden	Homöopathika	Schüßler-Salze
Menstruations- und allgemeine Beschwerden		
Allgemeine Schmerzen	Chamomilla D12	»Heiße 7«, 2, 25
Kolikartige, krampfartige Schmerzen	Cuprum metallicum D6, Pulsatilla D12	7, 2, 10, 19, 21
Kopfschmerzen während der Menstruation	Cimicifuga D12	»Heiße 7«, 3, 8, 10
Abgehendes Blut ist dunkel, klumpig oder zäh	Chamomilla D12	4
Abgehendes Blut ist wässrig, dünn, hell oder schwärzlich	Ferrum phosphoricum D12, Stramonium D12	8, 5
Menstruation kommt zu früh, ist zu stark und dauert zu lang	Platinum D12, Agnus castus D4, Natrium muriaticum D12, Chamomilla D12, Ferrum phosphoricum D12	2
Menstruation ist zu stark	Aurum metallicum D12, Ipecacuanha D12, Hamamelis D3	1, 3, 2, 5, 10, 11, 12
Menstruation ist verzögert, schwach und kurz	Natrium chloratum D12, Pulsatilla D12	8
Menstruation tritt zu spät ein	Pulsatilla D4	3
Menstruation ist unregelmäßig und schmerzhaft	Borax D6, Sepia D12, Pulsatilla D12	13, 14, 25
Prämenstruelles Syndrom	Sepia D12	2, 3, 4, 5, 7, 9, 11, 13, 21, 25
Zwischenblutungen		1, 7, 11
Starker Ausfluss	Aurum metallicum D12	5, 6, 8
Schlechte Eisenwerte	Cuprum metallicum D6	3, 5, 17, 19

Symptom/Beschwerden	Homöopathika	Schüßler-Salze
Stimmungsschwankungen vor und während der Periode, »stiller« Kummer	Pulsatilla D12, Natrium muriaticum D12	15, 21
Psychische Belastung, Erschöpfung, Energie-mangel	Natrium chloratum D12, Sepia D12	3, 5, 8, 22
Depressionen bei unerfülltem Kinderwunsch	Aurum metallicum D12	

Sexualität

Sexuelle Überaktivität, übermäßige Libido, auch Frigidität	Platinum D12, Cannabis D12, Staphisagria D12	9, 11
Mangelnde Libido	Sepia D12, Cuprum metalli-cum D16, Lycopodium D12	5, 1, 8, 11
Zwanghafte Libido	Nux vomica D12	»Heiße 7«

Fruchtbarkeitsstörungen

Allgemein, ohne organische Ursachen	Aristolochia D12, Pulsatilla D12, Lilium D12, Berberis D3, Corpus luteum D6, D12, Barium carbonicum D12	7, 21, 2, 3, 4, 5, 8, 11, 19, 26
Nach gehäuft auftretenden Entzündungen im Genitalbereich (z. B. Eileiterentzündung)	Sepia D12, Thuja D12	11
Gelbkörperschwäche (2. Zyklushälfte)	Agnus castus D4, Pulsatilla D12, Agnus castus D4	13, 25
Verzögerte Eireifung	Sepia D12, Caprum metalli-cum D6, Pulsatilla D12	21
Hormonelle Störungen, hormonelles Ungleich-gewicht	Pulsatilla D12, Agnus castus D4	9, 25
Endometriose	Aurum metallicum D12, Sepia D12, Agnus castus D4, Natrium muriaticum D12, Lachesis D12, Borax D3	2, 9, 11, 25
Myom	Aurum metallicum D12, Sepia D12, Agnus castus D4, Natrium muriaticum D12, Tarantula hispanica D12	10, 25, 1, 4

Homöopathika und Schüßler-Salze für Männer

Für Männer haben sich folgende Mittel bewährt

Symptom/Beschwerden	Homöopathika	Schüßler-Salze
Sexualität		
Heftige Libido, mangelnde Erektion, Ejakulationsschwäche	Acidum phosphoricum D3, Selenium D6, Ignatia D12, Nux vomica D12	26
Zwanghafte Libido	Cannabis D12, Tarantula hispanica D12	»Heiße 7«
Libido normal, sexuelle Schwäche	Damiana D1, Ginseng D1	
Sexuelle Schwäche, Depressivität	Agnus castus D4, Ginseng D1	
Sexuelle Schwäche, Nervenschwäche, Kreuzschwäche	Kalium phosphoricum D6, Ginseng D1, Agnus castus D4, Acidum phosphoricum D12	
Vorzeitiger Samenerguss	Caladium seguinum D1, Sepia D12, Selenium D6, Zincum metallicum D12	
Verlust der Erektion während des Geschlechtsverkehrs	Lycopodium D12	
Impotenz	Ginseng D1	5, 2, 7, 8, 9, 11
Impotenz aus Schwäche	Selenium D6, Staphisagria D12	8
Impotenz aus Erwartungsdruck	Argentum nitricum D12	
Präsenile Impotenz, Libido positiv, Erektion schlecht	Lycopodium D6	
Fruchtbarkeitsstörungen		
Allgemein, ohne organische Ursachen	Agnus castus D12, Testis comp. N, Caladium D12, Selenium D12, Nux vomica D12, Acidum sulfuricum D12	9, 21, 1, 2, 3, 5, 8, 11, 19, 26
Nach gehäuft auftretenden Entzündungen im Genitalbereich (z. B. Prostataentzündung)	Mercurius solubilis D12, Phytolacca D12, Thuja D12	11
Reduzierte Spermienanzahl		21

Symptom/Beschwerden	Homöopathika	Schüßler-Salze
Eingeschränkte Spermienqualität	Ginseng D1, Selenium D6, Acidum phosphoricum D3, Thuja D12, Zincum metallicum D12, Hamamelis D12	17, 21
Hormonelle Störungen		9, 21
Krampfadern in den Hoden	Hamamelis D2, Pulsatilla D12	
Nach einer Mumpsinfektion	Pulsatilla D12	
Allgemeine Beschwerden		
Depressionen bei unerfülltem Kinderwunsch	Aurum metallicum D12	

Einnahmeempfehlungen (sofern nicht anders angegeben)

> **Homöopathika:** je nach Heftigkeit der Störung von stündlich bis 1-mal monatlich. Gegebenenfalls fragen Sie einen Homöopathen. Bei organischen Störungen werden niedrige und bei psychischen Veränderungen hohe Potenzen eingesetzt.

> **Schüßler-Salze:** 3-mal täglich 5 Tabletten im Mund zergehen lassen, als Kur über zwei bis drei Monate.
> **Die »Heiße 7«:** 7 Tabletten Magnesium phosphoricum in heißem Wasser auflösen und schluckweise trinken.

Das steckt hinter den einzelnen Nummern

Nr. 1 Calcium fluoratum D12
Nr. 2 Calcium phosphoricum D6
Nr. 3 Ferrum phosphoricum D12
Nr. 4 Kalium chloratum D6
Nr. 5 Kalium phosphoricum D6
Nr. 6 Kalium sulfuricum D6
Nr. 7 Magnesium phosphoricum D6
Nr. 8 Natrium chloratum D6
Nr. 9 Natrium phosphoricum D6
Nr. 10 Natrium sulfuricum D6
Nr. 11 Silicea D12
Nr. 12 Calcium sulfuricum D6
Nr. 13 Kalium arsenicosum D6
Nr. 14 Kalium bromatum D6

Nr. 15 Kalium jodatum D6
Nr. 16 Lithium chloratum D6
Nr. 17 Manganum sulfuricum D6
Nr. 18 Calcium sulfuratum D6
Nr. 19 Cuprum arsenicosum D6
Nr. 20 Kalium aluminium sulfuricum D6
Nr. 21 Zincum chloratum D6
Nr. 22 Calcium carbonicum D6
Nr. 23 Natrium bicarbonicum D6
Nr. 24 Arsenum jodatum D6
Nr. 25 Aurum chloratum natronatum D6
Nr. 26 Selenium D6
Nr. 27 Kalium bichromicum D12

Die anthroposophische Medizin verwendet häufig Komplexmittel aus homöopathischen Arzneimitteln, die sich gegenseitig ergänzen und unterstützen. Zur Stimulierung des Eisprungs hat sich die folgende Kombination bewährt, die Sie bis zum Eisprung, also in der ersten Zyklushälfte, nehmen können:

> Argentum metallicum praeparatum und
> Bryophyllum comp., jeweils 3-mal täglich in einem Abstand von 30 Minuten 5 Globuli und
> Ovaria comp. 5 Globuli nur abends.

Achtung: Nicht bei Myomen und Zysten einnehmen!

Homöopathie gegen Umweltgifte

In der Homöopathie wird Ähnliches mit Ähnlichem geheilt – mit den entsprechenden niedrig dosierten Substanzen. Das heißt, mit einem stark verdünnten Mittel werden ähnliche Beschwerden behandelt, wie sie vom Ausgangsstoff hervorgerufen werden. So wird Ihr Homöopath zum Beispiel bei einer nachgewiesenen Belastung mit Umweltgiften, die sich auf die Spermienqualität negativ auswirken kann, das entsprechende Gift (bei Kupfer Cuprum metallicum D6, bei Quecksilber Mercurius solubilis D6 und andere) in homöopathisch aufbereiteter Form 3-mal täglich 5 Globuli oder eine Tablette verordnen.

In schwierigeren Fällen kann er gleichzeitig eine Drainage durchführen, um die Entgiftungsorgane anzuregen (Leber, Galle, Nieren, Darm) und die gelösten Schadstoffe aus dem Körper auszuleiten. Dafür eignen sich

> Berberis vulgaris D2 und Solidago virgaurea D2 für eine Nierendrainage,
> Carduus marianus D2 und Taraxacum officinale D2 für eine Leberdrainage,
> Okoubaka D3 zur Ausleitung über den Darm,
> Acidum formicicum D8 zur Ausleitung über Atemwege, Haut, Nieren und Leber.

Die Einnahme dieser Mittel sollte als Kur mindestens vier Wochen dauern!

Fuß-Reflexzonenmassage

Die Methode der Reflexzonenmassage ist seit langer Zeit bekannt und in vielen Kulturen überliefert. Ihr liegt die Annahme zugrunde, dass über energetische Verbindungen voneinander entfernt gelegene Körperteile und Organe in ihrer Funktion beeinflusst werden. Man könnte sagen, die Füße, Hände oder die Ohrmuscheln sind Projektionsflächen für bestimmte Körper- und Organbereiche. Auf der Fußsohle zum Beispiel bildet sich im Kleinen der ganze Körper wie auf einer Landkarte ab: die Kopfregion im Bereich der Zehen und der Unterleib an der Ferse.

Im Gegensatz zu den Techniken der Traditionellen Chinesischen Medizin (Akupunktur, Seite 66, Akupressur, Seite 67) werden bei der Fuß-Reflexzonenmassage Zonen bearbeitet, nicht einzelne Punkte. Zur Unterstützung der Fruchtbarkeit werden jene Zonen gezielt aktiviert, welche die Eierstöcke, die Gebärmutter und die Hormonbildungszentren im Gehirn abbilden. Da sind vor allem die Fersen und die Fußknöchel von Bedeutung, denn sie leiten die Impulse in den Beckenraum und zu den Geschlechtsorganen.

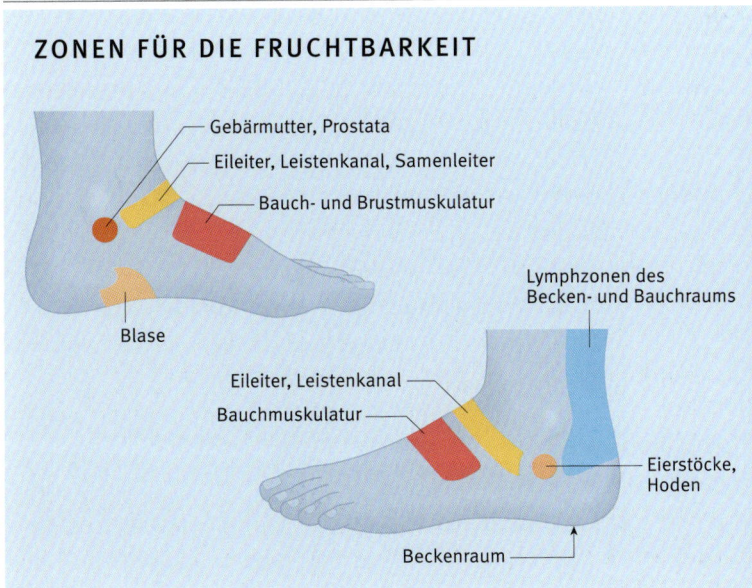

ZONEN FÜR DIE FRUCHTBARKEIT

Gebärmutter, Prostata
Eileiter, Leistenkanal, Samenleiter
Bauch- und Brustmuskulatur
Blase
Lymphzonen des Becken- und Bauchraums
Eileiter, Leistenkanal
Bauchmuskulatur
Eierstöcke, Hoden
Beckenraum

Bei Mann und Frau werden zur Unterstützung der Fruchtbarkeit dieselben Reflexzonen an den Füßen aktiviert. So ist beispielsweise die Zone unterhalb des Außenknöchels sowohl den Eierstöcken als auch den Hoden zugeordnet. Der Innenknöchel wird massiert, um die Eileiter der Frau und den Samenleiter des Mannes anzuregen.

Gerade bei der Fuß-Reflexzonenmassage ist es wichtig, sich mit den Signalen vertraut zu machen. Reaktionen nach einer Massage zeigen, dass bestimmte Prozesse durch die Aktivierung der körpereigenen Kräfte in Gang gesetzt wurden. Das betrifft den körperlichen, den seelischen und den geistigen Bereich. Verwenden Sie bei der Massage weder Öle noch Cremes. Der direkte Kontakt von Haut zu Haut wäre damit unterbrochen.

> **Und so wird's gemacht:** Massieren Sie sanft und ohne großen Druck, kreisend oder drückend, je nach Größe des in Frage kommenden Areals. Eine Behandlung dauert etwa 20 Minuten und sollte 2- bis 3-mal pro Woche wiederholt werden.

Die Reflexzonenmassage lässt sich erlernen (Buchtipp Seite 122) und an sich selbst oder am Partner anwenden. Falls Sie eine Fuß-Reflexzonenmassage lieber vom Fachmann durchführen lassen, müssen Sie für 20 Minuten mit etwa 30 Euro rechnen.

EINE HARNWEGS-ENTZÜNDUNG?
Eine Harnwegsentzündung äußert sich durch häufigen Harndrang, Schmerzen beim Wasserlassen, manchmal auch mit Schmerzen im Unterbauch.

Was sonst noch helfen kann

Häufig sind bei Frauen wie bei Männern Entzündungen die Ursache dafür, dass das Wunschkind auf sich warten lässt. Entzündungen führen auf Dauer zu Störungen der Durchblutung und bei Frauen zu Verwachsungen sowie zu Verklebungen der Eileiter. Bei Männern kann es zu Beeinträchtigungen der Spermienqualität kommen, etwa bei einer Prostatitis. In all diesen Fällen kann eine Enzymtherapie (unten) empfehlenswert sein. Auch schmerzhafte Zyklusstörungen – aus Sicht der chinesischen Medizin durch Energieblockaden im Unterleib bedingt – können die Fruchtbarkeit beeinträchtigen. Ein heißes Bad (Seite 91) mildert solche Schmerzen. Unabhängig von allen Maßnahmen können Sie sich ein »Fruchtbarkeitsgericht« kochen – ein Rezept aus der chinesischen Medizin (Seite 91).

Enzymtherapie

Bei einer eingeschränkten Zeugungsfähigkeit des Mannes aufgrund von Entzündungen können Enzympräparate helfen. Eine entzündliche Ursache zeigt sich im Spermiogramm (Seite 110) und durch Schmerzen oder Druckgefühle in den Hoden oder in der

Prostata. Durch Enzympräparate kann auch die Anzahl der Spermien erhöht und ihre Qualität verbessert werden. Sprechen Sie darüber mit Ihrem Therapeuten und lassen Sie sich eingehend beraten. Bei Frauen ist die Einnahme von Enzympräparaten zum Beispiel bei Scheiden- und Harnwegsentzündungen sinnvoll – vorausgesetzt, der Arzt hat eine entsprechende Diagnose gestellt.

Das heiße Bad

Leiden Sie an schmerzhaften Zyklusstörungen, die eine Einschränkung der Fruchtbarkeit entweder verursachen oder nach sich ziehen können, versuchen Sie es in der Zeit vor der Blutung mit einem heißen Vollbad – vorausgesetzt, Ihr Kreislauf ist in Ordnung und Ihre Schmerzen sind nicht auf Entzündungen zurückzuführen! Geben Sie einen Badezusatz mit Rosmarin oder Thymian in das etwa 40 bis 41 °C heiße Wasser und legen Sie sich vier Minuten (bei schwachem Kreislauf), bei stabilem Kreislauf auch länger, in die Wanne. Um die Wirkung zu erhöhen, duschen Sie sich nach dem Bad kurz kalt ab. Anschließend kuscheln Sie sich noch zum Nachschwitzen unter die warme Bettdecke.

EIN GERICHT AUS DER CHINESISCHEN MEDIZIN

Sie haben (ab Seite 36) bereits gelesen, dass vernünftige Ernährung nicht nur Ihre Gesundheit stabilisiert, sondern auch den Kinderwunsch günstig beeinflusst. Die chinesische Medizin empfiehlt Frauen und Männern bei Unfruchtbarkeit und allgemeinen Schwächezuständen ein besonderes Gericht.

Hühnersuppe mit Walnüssen

Zutaten: 500 g Hühnerfleisch (am besten Hühnerbrustfilet) | 30 g Walnusskerne | 50 g Mohrrübe | 30 g chinesische Yamswurzel | 4 Teelöffel Reiswein oder trockener Sherry | 6 dünne Scheiben Ingwer | geschnittene Lauchzwiebeln | Salz und Pfeffer nach Geschmack

1 Hühnerfleisch und Mohrrübe zerkleinern, die Yamswurzel waschen und putzen.

2 Geben Sie alle Zutaten gleichzeitig in einen Topf und bedecken Sie sie vollständig mit Wasser. Kochen Sie das Gericht schnell auf, lassen Sie es dann auf kleiner Flamme noch eine Stunde köcheln.

Die angegebenen Mengen reichen für mindestens vier Portionen.

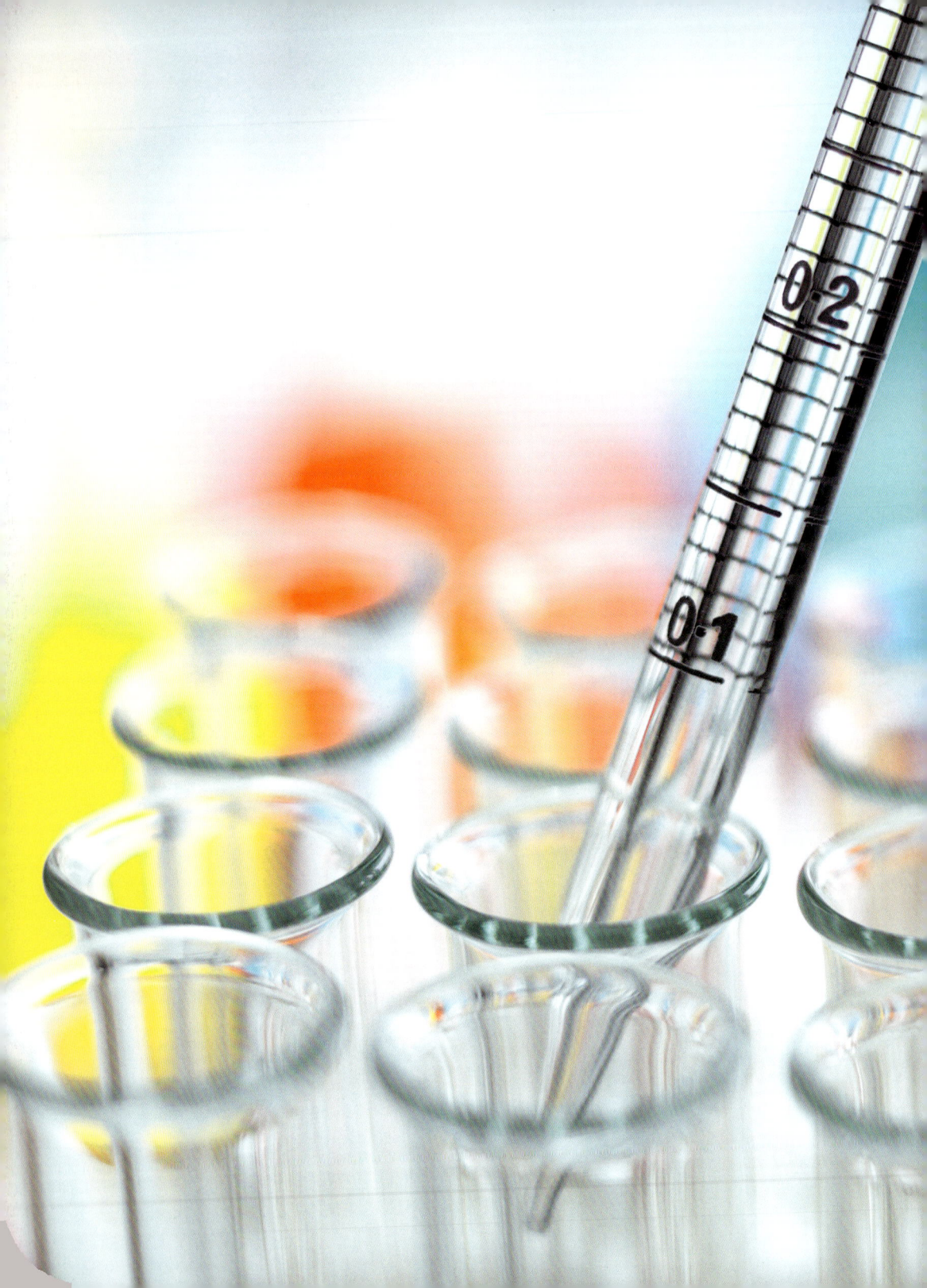

ES KLAPPT (NOCH) NICHT – WAS JETZT?

Sie haben bereits mehr als sechs bis zwölf Monate vergeblich versucht, schwanger zu werden? Dann sollten Sie jetzt nach den Ursachen forschen.

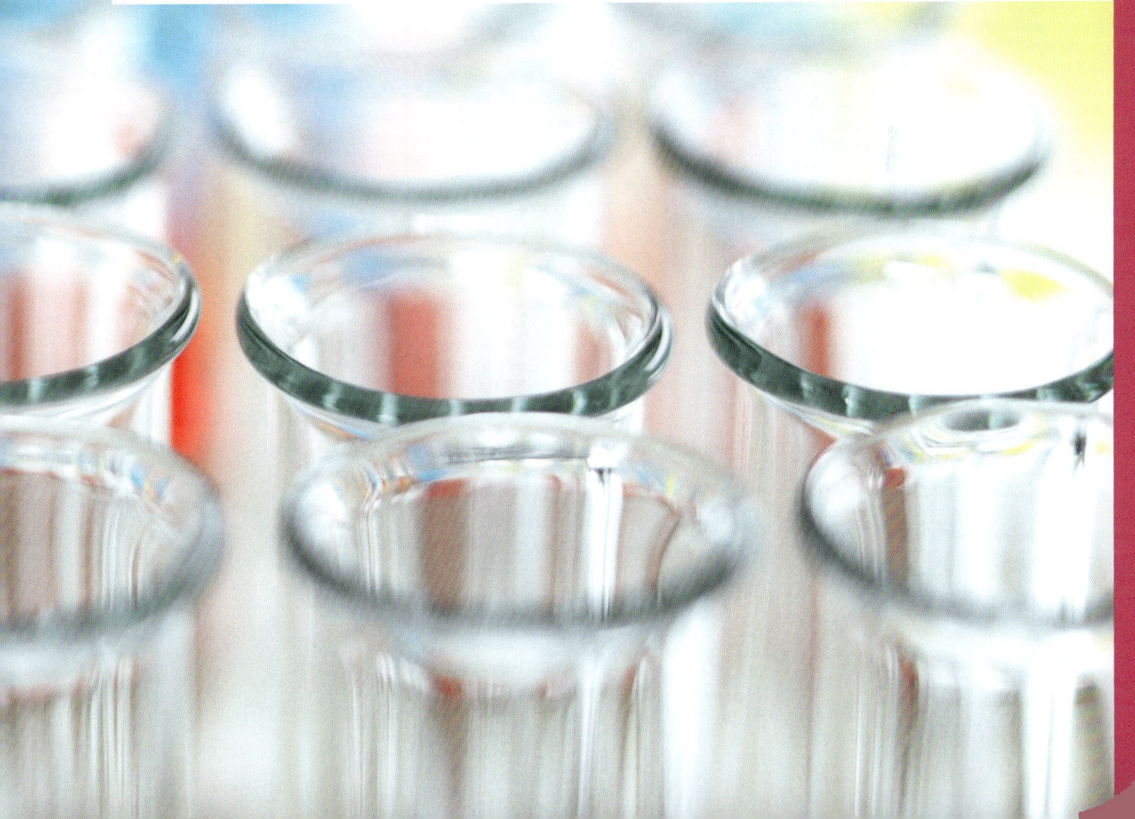

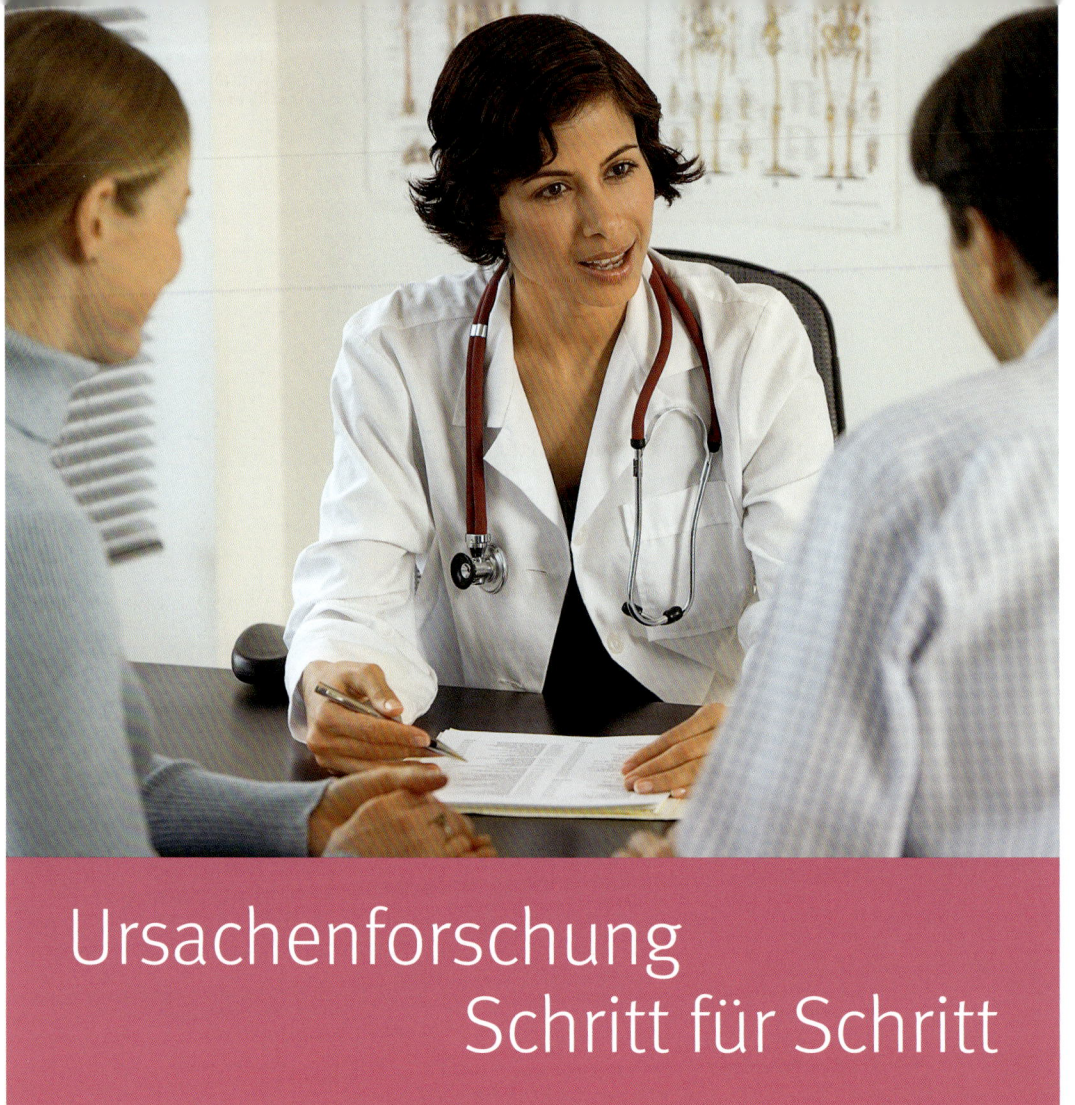

Ursachenforschung
Schritt für Schritt

Etwa jedes sechste Paar in Deutschland ist zumindest zeitweise von ungewollter Kinderlosigkeit betroffen. Um die Gründe dafür herauszufinden, sollten Sie planmäßig vorgehen: Überdenken Sie Ihre Lebensumstände und tauschen Sie sich über Ihre Erwartungen aus. Wie ist Ihre gesundheitliche Situation? Manchmal sind Infektionen im Genitalbereich dafür verantwortlich, dass sich Ihr Kinderwunsch noch nicht erfüllt hat, gelegentlich auch derzeitige oder frühere Erkrankungen. Das lässt sich meist feststellen.

Ein wesentlicher Faktor: die Psyche

Wie Sie bereits ab Seite 29 gelesen haben, setzt die Entscheidung, ein Kind zu wollen, gerade im seelischen Bereich viel in Bewegung. Widerstreitende Gefühle sind die Regel: einerseits positive Spannung, Vorfreude und Glücksgefühle, andererseits Ängste und Unsicherheit. Zudem kann erheblicher Druck die Sexualität und Beziehung belasten: wenn die Zeit drängt, weil zum Beispiel die Frau über 35 Jahre alt ist. Versuchen Sie, möglichst offen über Ihre Gefühle zu reden. Die Checkliste Kinderwunsch auf der nächsten Seite soll Ihnen Anregungen geben. Vieles wird schon dadurch leichter, dass Gefühle zwischen den Partnern besprochen und gegenseitige Erwartungen – vielleicht sogar mit einem gemeinsamen Vertrauten – deutlich gemacht werden. Manchmal ist auch psychotherapeutische Hilfe erforderlich.

Keine Scheu vor professioneller Hilfe

Meist jedoch sind gravierende psychische Probleme erst die Folge einer ungewollten Kinderlosigkeit. Das ständige Warten zehrt an den Nerven. Der Druck führt zu Störungen in der Sexualität, vor allem beim Mann. Das Auf und Ab zwischen Hoffnung und Enttäuschung ist seelischer Stress pur. Bei vielen nagen die vergeblichen Versuche am Selbstbewusstsein, sie entwickeln Schuldgefühle und sehen sich oder den Partner als Versager. Solche Gefühle müssen ernst genommen werden. Paare, die davon betroffen sind, können mit professioneller Hilfe, etwa einem Psychotherapeuten, ihr Leben wieder ins Lot bringen. Eine Psychotherapie bei Kinderwunsch kann zum Beispiel dabei helfen,

> die Kommunikation zu verbessern, miteinander, mit den Ärzten und mit der Umgebung,
> emotionale Krisen besser zu bewältigen,
> Konflikte des Paares und jedes Einzelnen zu mindern,
> über medizinische Therapieschritte zu entscheiden,
> eine abgebrochene Kinderwunschtherapie zu verarbeiten,
> erfolglose medizinische Therapien zu akzeptieren,
> alternative Perspektiven zu finden und sich vom Kinderwunsch möglicherweise zu verabschieden.

EIN TEUFELSKREIS

Es ist erwiesen, dass Stress und Depressionen die Eizellreifung und Spermienentwicklung beeinträchtigen können. Umgekehrt kann auch eine (mögliche) Unfruchtbarkeit oder eine Kinderwunschbehandlung Stress und Depressionen auslösen. Ein Teufelskreis, aus dem man oft nur mit professioneller Hilfe wieder herauskommt.

Kinderwunsch

Im folgenden Fragenkatalog haben wir einige typische seelische Belastungen zusammengestellt, die uns in der Arbeit mit Kinderwunschpaaren immer wieder begegnen. Gehen Sie mit Ihrem Partner diese Checkliste gemeinsam Schritt für Schritt durch!

> Wollen wir wirklich beide ein Kind? Sagen wir beide uneingeschränkt »ja« zu einem Kind?
> Passt ein Kind in meine/unsere Lebenssituation?
> Habe ich Angst vor der Zukunft mit Kind?
> Fühle ich mich der Aufgabe gewachsen?
> Lässt sich ein Kind mit unserer beruflichen Situation überhaupt vereinbaren?
> Ist unsere finanzielle Situation gut und sicher genug?
> Befürchte ich, meinen Beruf zu verlieren oder den Wiedereinstieg nicht zu schaffen?
> Mache ich mir Vorwürfe wegen eines früheren Schwangerschaftsabbruchs?
> Was ist, wenn das Kind krank oder vielleicht behindert ist?
> Machen wir uns zu viel Druck – vielleicht, weil die biologische Uhr tickt?
> Habe ich einen übersteigerten Kinderwunsch, der mein ganzes Leben bestimmt?
> Fühle ich mich vielleicht doch (noch) nicht reif für ein Kind? Sind wir als Paar noch nicht reif für ein Kind?
> Sind wir bereit, auf einige Bedürfnisse für längere Zeit zu verzichten?
> Schaffen wir es, die Familienzuständigkeiten so zu verteilen, dass jeder zufrieden ist?
> Können oder wollen wir berufliche Pläne und eine Karriere verschieben oder ganz darauf verzichten?
> Gibt es einen »Plan B«, falls unser Wunsch nicht in Erfüllung geht?

DAFÜR ODER DAGEGEN?

Ist das Kinderkriegen nicht die natürlichste Sache der Welt? Wie man's nimmt. Zum einen ist es Teil der menschlichen Natur, zum anderen gibt es für viele Paare gute Gründe, sich einen so folgenreichen Schritt reiflich zu überlegen.

Stimmt die Lebensweise?

Häufig zeigen Paare Verhaltensweisen, die die Fruchtbarkeit verringern und letztlich eine Schwangerschaft verhindern. So zeigt sich bei genauem Hinsehen und Nachfragen vielleicht, dass ein Paar trotz besseren Wissens an den fruchtbaren Tagen selten oder gar keinen Geschlechtsverkehr hat. Oder ein Partner ändert trotz der ärztlichen Aufklärung nichts an seinen Gewichtsproblemen, raucht weiter, nimmt schädliche Medikamente oder übermäßig Genussmittel zu sich, achtet kaum auf sinnvolle Ernährung oder reduziert den kräfteverschleißenden Hochleistungssport nicht (Kapitel »Rundum in Balance« ab Seite 34).

Es kommt auch häufig vor, dass ein Spermiogramm (Seite 110) aus Angst vor »Schuld« nicht gemacht wird, obwohl der Betroffene weiß, dass es notwendig ist. Auch ein solches Verhalten ist meist nicht wirklich bewusst und kann durch eine Therapie entdeckt und bearbeitet werden.

Aus dem Gleichgewicht: diskrete Zeichen

Manchmal stören Disharmonien Körper und Seele zwar schon seit Jahren, werden jedoch nicht als Krankheit empfunden. Für die Fruchtbarkeit können diese »Zipperlein« aber – insbesondere aus Sicht der chinesischen Medizin und der Naturheilkunde – eine große Bedeutung haben. Doch so manches Unwohlsein ist auf unkomplizierte Weise zu beheben. Die Tabelle auf Seite 98 gibt darüber Auskunft.

Infektionen im Genitalbereich

Regelmäßige Untersuchungen beim Frauenarzt sind für jede Frau sinnvoll. Während der Kinderwunschzeit sind sie besonders wichtig, weil Ihr Arzt unterschiedliche Krankheiten und Infektionen diagnostizieren kann, die einer Schwangerschaft eventuell entgegenstehen. Bei Verdacht erkennt der Arzt zum Beispiel mit Hilfe eines Abstrichs Veränderungen, die durch eine Entzündung im Bereich der Scheide und des Muttermundes verursacht werden. Eine gezielte medikamentöse Behandlung kann hier Heilung bringen, wodurch sich die Chancen auf eine Schwangerschaft erhöhen

TIPP: Keine Schuldzuweisungen

Gerade unterschwellige Schuldzuweisungen, wenn ein Partner wider besseres Wissen seine Lebensweise nicht ändert, belasten sehr. Besser: Gehen Sie in einem ruhigen Gespräch den Ursachen auf den Grund.

und gleichzeitig die Risiken von möglichen späteren Schwangerschaftskomplikationen deutlich verringern.

Scheiden- und Gebärmutterhalsentzündungen sind eine relativ häufige Krankheit. In seltenen Fällen steigen sie auf und führen zu einer Entzündung der Gebärmutterschleimhaut, der Gebärmuttermuskulatur und der Eileiter. Solche Entzündungen erschweren eine Empfängnis erheblich oder machen sie völlig unmöglich, nämlich dann, wenn es zu einem Eileiterverschluss kommt. Oft sind die Folgen aufsteigender Entzündungen aber nicht so dramatisch. Es können allerdings Spätschäden an den Eileitern zurückbleiben, die ein erhöhtes Risiko für eine Eileiterschwangerschaft in sich bergen. Dabei nistet sich die Eizelle nicht in der Gebärmutter, sondern im Eileiter ein.

TIPP: Zu viel Hygiene kann schaden
Hände weg von Intimsprays und alkalischen Seifen (pH-Wert über 5,5). Denn auch das kann zu Infektionen führen, da der natürliche pH-Wert der Scheidenflora gestört wird.

Geringe Störungen einfach beheben

Störung	Erste Abhilfe
Sodbrennen und Aufstoßen; Durchfall/Blähungen	Kleine Mahlzeiten, leicht verdauliche Speisen, wenig Fett und keine Körner
Infektanfälligkeit	Regelmäßiges, vollwertiges, warmes Essen, leichtes körperliches Training und Abhärtung
Stress	Stressmanagement: Prioritäten setzen! To-do-Listen, Ruhepausen fest einplanen
Müdigkeit	Morgens eine warme Suppe (etwa Misosuppe aus dem Kräuterladen oder Reformhaus)
Entzündliche Hautprobleme (Pickel/Akne)	Entschlackung: zwei bis vier Wochen strikt kein Fleisch, keinen Fisch, keine Milchprodukte, Nüsse, Süßigkeiten, Gewürze
Verspannungen/Blockaden	3-mal pro Woche 30 bis 60 Minuten spazieren gehen, wandern, walken, joggen, Rad fahren
Kältegefühle	Keine Rohkost, nur gekochte Speisen, warme Fußbäder

DEN PH-WERT SELBST TESTEN

In der Scheide ist normalerweise eine natürliche Vaginalflora vorhanden, die überwiegend aus Milchsäurebakterien (Lactobazillen) besteht. Sie baut einen natürlichen Schutz gegen Infektionen auf, den Säureschutz mit einem pH-Wert von etwa 4. Sie können den pH-Wert Ihrer Scheide mit einem pH-Papier aus der Apotheke (Bereich 4 bis 8) selbst messen und damit mögliche Infektionen erkennen. Führen Sie zum Testen das Papier in die Scheide ein. Liegt der Scheiden-pH-Wert zwischen 4 und 5, besteht höchstwahrscheinlich keine Infektion mit Bakterien. Ist der Wert höher als 5, sollten Sie Ihren Frauenarzt aufsuchen.

Pilzinfektionen

Viele Frauen kennen Pilzinfektionen im Genitalbereich, die bei entsprechender Veranlagung chronisch werden können. Diese Infektionen wirken sich negativ auf die Fruchtbarkeit aus. Neben pilztötenden Mitteln, die Ihnen der Arzt verschreibt, können Sie die Heilung auch selbst unterstützen, indem Sie beispielsweise keine übertriebene Intimhygiene betreiben. Unterwäsche aus Baumwolle ist besser als synthetische Stoffe, da diese zu wenig Luft durchlassen und vor allem nicht heiß genug (bei mindestens 60 °C) gewaschen werden können. Da bei Pilzinfektionen der pH-Wert der Scheide normalerweise unauffällig zwischen 4 und 5 liegt, nützt Ihnen der Test (Kasten oben) nichts. Und: Pilze mögen es warm und feucht – benutzen Sie während der regelfreien Zeit keine Slipeinlagen! Achten Sie auf die typischen Symptome: Jucken, Brennen und gelblich-weißer Ausfluss. Sitzbäder lindern die Beschwerden (GU-Erfolgstipp Seite 101).

TIPP: Infektionen vorbeugen
Wiederkehrende Infektionen im Genitalbereich können das Zeichen einer örtlich gestörten Immunabwehr sein. Einen sicheren Schutz vor Genitalinfektionen bieten natürlich Kondome.

Bakterielle Infektionen

Eine Scheideninfektion führt zu einer Störung der bakteriellen Besiedlung der Vagina, die durch Geschlechtsverkehr oder falsche Intimhygiene gefördert wird. Bei Verdacht können Sie eine bakterielle Scheidenentzündung mit einem pH-Papier vorab selbst diagnostizieren (Kasten Seite 99). Manchmal ist auch ein typischer Amingeruch (fischartig) wahrzunehmen. Eine gestörte Vaginalflora kann zu wiederkehrenden Scheiden und Gebärmutterhalsinfektionen führen, die zum Beispiel auch den Boden für die Bildung von Spermienantikörpern bereiten können. Diese sind insofern ein Empfängnishindernis, weil Spermien dadurch nicht weit genug in den Gebärmutterhalsschleim eindringen und sich nur ungenügend fortbewegen können.

Lassen Sie Entzündungen immer durch einen Arzt abklären. In schwereren Fällen behandelt er Sie mit desinfizierenden Tabletten oder Zäpfchen, die direkt in die Scheide eingeführt werden, manchmal verordnet er Antibiotika. Später hilft einfacher weißer Joghurt, um die Vaginalflora wieder langsam aufzubauen. Dazu spritzen Sie etwa fünf bis zehn Millimeter Naturjoghurt mit einer Plastikspritze ohne Nadel abends beim Zubettgehen (am besten, wenn Sie bereits liegen) in die Scheide ein.

Chlamydien-Infektionen

Eine besondere Bedeutung hat heutzutage die Chlamydien-Infektion. Dieser Krankheitserreger (Chlamydia trachomatis) ist in Europa und den USA die häufigste sexuell übertragbare Krankheit, etwa fünf Prozent der Frauen im gebärfähigen Alter sind davon betroffen. Da die Erreger die Eileiterfunktion schädigen, sind sie einer der Hauptverursacher des unerfüllten Kinderwunsches. Die meisten Infektionen treten im Alter zwischen 17 und 20 Jahren auf, wenn junge Frauen sexuell aktiv werden.

Eine Infektion beginnt mit einer Entzündung des Gebärmutterhalses (Zervizitis) oder der Harnröhre (Urethritis), die oft unbemerkt bleibt. Bei der Hälfte der Infizierten kommt es zu einer aufsteigenden Entzündung. Sie macht sich durch Zwischenblutungen und eventuell leichte Unterbauchschmerzen bemerkbar. Die Infektion kann sich auf die Eierstöcke, die Eileiter, das gesamte kleine Becken und gelegentlich darüber hinaus auf den ganzen Bauchraum ausdehnen. Dort löst sie schlimmstenfalls eine chronische Entzündung aus, die durch feine schleierartige Verwachsungen gekennzeichnet ist.

Wird eine Chlamydien-Infektion frühzeitig diagnostiziert und behandelt (in der Regel mit Antibiotika), beugt das einer späteren Sterilität vor. Deshalb gehört ein Chlamydientest (als Abstrich vom Gebärmutterhals oder durch Urinbestimmung) heute zur jährlichen Screening-Untersuchung beim Frauenarzt. Falls dabei eine Infektion festgestellt wird, kann durch die anschließende Ultraschalluntersuchung der Eileiter und der Gebärmutter das Ausmaß der möglichen Schädigung festgestellt werden. Schätzungen zufolge treten in Deutschland jährlich mehr als 300.000 Chlamydien-Infektionen auf. Etwa jede zwölfte davon führt zu einer Eileiterentzündung.

Eine Chlamydien-Infektion kann auch beim Mann ein Fruchtbarkeitsproblem auslösen. So ist es möglich, dass sich bei einer Prostataentzündung die Samenflüssigkeit verändert und bei einer Hodenentzündung die Samenqualität verschlechtert. Möglicherweise zieht das sogar die Bildung von Antikörpern gegen die eigenen Spermien nach sich – eine zusätzliche Beeinträchtigung.

GU-ERFOLGSTIPP   LINDERNDE SITZBÄDER

Die jeweilige Heilkräuter-Essenz wird wie in der Tabelle angegeben zubereitet und dann dem warmen Sitzbad beigegeben. Bleiben Sie etwa 10 bis 15 Minuten lang im Wasser sitzen.

Anwendung bei	Heilpflanze	Anwendungsart	Wirkung
Juckreiz, Brennen, vermehrter Fluor, unangenehmer Geruch im Genitalbereich	Eichenrinde	Verdünnter Extrakt (fertig aus der Apotheke)	entzündungshemmend, juckreizlindernd, Achtung: färbt!
vermehrt störender, weißlicher Ausfluss	Frauenmantel-Kraut	20 g auf 2 Liter Wasser, überbrühen, 10 Minuten ziehen lassen, abkühlen	entzündungshemmend
Juckreiz, Rötung, Schmerzen	Malvenblüten	20 g auf 2 Liter Wasser, überbrühen, 30 Minuten ziehen lassen, abkühlen	anfeuchtend, juckreizlindernd, entzündungshemmend

HPV-Infektionen

In seltenen Fällen findet der Frauenarzt schwere Zellveränderungen im Abstrich. Sie werden oft durch eine Infektion mit so genannten humanen Papilloma-Viren (HPV) hervorgerufen, die im Bereich des Muttermundes, der Scheide und des äußeren Genitals die Haut- und Schleimhautzellen infizieren. Es gibt über 100 verschiedene Typen HPV. Eine HPV-Infektion können Sie gelegentlich an kleinen Warzen im äußeren Genitalbereich erkennen. HPV-Infektionen gelten heute aus der Sicht der Schulmedizin als eine der Hauptursachen von Gebärmutterhalskrebs. Durch regelmäßige Abstrichuntersuchungen werden diese Infektionen jedoch frühzeitig erkannt und können dann behandelt werden. Jungen Frauen oder Mädchen wird heute eine HPV-Impfung vor dem ersten Geschlechtsverkehr empfohlen.

Herpesinfektionen

Die Fruchtbarkeit kann auch durch einen wiederkehrenden Herpesvirus (Herpes genitalis) beeinträchtigt werden. Dabei treten typische kleine Bläschen und später sehr schmerzhafte Geschwüre im Bereich des äußeren Genitals auf. Übertragen wird das Herpesvirus durch Tröpfchen- oder Schmierinfektionen (etwa beim Geschlechtsverkehr). Eine Erstinfektion kann sowohl unbemerkt als auch mit schweren Lymphknotenschwellungen, heftigen Schmerzen und starker Beeinträchtigung des Allgemeinbefindens ein-

GESCHWÄCHTES IMMUNSYSTEM – INFEKTIONEN
In der Naturheilkunde und der TCM ist es wichtig, dass die Ursachen für eine immer wiederkehrende Infektion mit Pilzen oder Bakterien beseitigt werden. Antibiotika und Antimykotika (beides Medikamente aus der Schulmedizin) helfen oft nur vorübergehend! Eine Schwächung des Immunsystems geht nicht selten auf falsche Ernährung, Bewegungsmangel und Verdauungsstörungen zurück. Heilkräuter, Akupunktur, Homöopathie oder Biochemie nach Schüßler können die Abwehrkräfte verbessern.

hergehen. Bei Verdacht auf eine Herpesinfektion während der Schwangerschaft müssen Sie Ihren Frauenarzt aufsuchen. Doch nicht nur Infektionen, sondern auch chronische Erkrankungen können Fruchtbarkeitsstörungen hervorrufen.

Chronische und (Erb-)Krankheiten

Nicht nur, dass verschiedene chronische Erkrankungen an sich für Fruchtbarkeitsstörungen verantwortlich sind: In einigen Fällen, etwa bei schwerem Rheuma, können auch die entsprechenden Medikamente eine Schwangerschaft verhindern. Möglicherweise müssen Sie sogar verhüten. Sprechen Sie mit Ihrem Arzt über Ihren Kinderwunsch, wenn Sie an einer der folgenden chronischen Erkrankungen leiden (ohne Anspruch auf Vollständigkeit!):

> Asthma oder chronische Bronchitis
> Blutarmut (Eisenmangel)
> Blutgerinnungsstörungen
> Bluthochdruck
> Chronische Leberentzündung (Hepatitis)
> Chronisches Magengeschwür (Gastritis)
> Diabetes
> Erhöhtes Cholesterin
> Migräne
> Multiple Sklerose
> Rheuma
> Schilddrüsenunter- oder -überfunktion
> Wiederholte Fehlgeburten

Sprechen Sie auch mit Ihrem Arzt, wenn es in Ihren Familien chronische Erkrankungen oder Erbkrankheiten gibt. Vielleicht ergeben sich daraus Hinweise auf die Ursache Ihrer Fruchtbarkeitsstörung. Dabei können Sie sich auch informieren, ob eine humangenetische Beratung nötig ist. Bei einer solchen Beratung wird die »Geschichte Ihrer Gene« rekonstruiert, das heißt, die Gesundheit Ihrer Familie und die des Partners wird analysiert. Der Facharzt wird Sie über die Bedeutung eventueller Krankheiten für die Schwangerschaft und die Gesundheit Ihres späteren Kindes aufklären.

WEITREICHENDE FOLGEN

Viele Arzneimittel beeinflussen die Art der Aufnahme von Nährstoffen. Deshalb besteht die Gefahr, dass wichtige Vitamine und Mineralstoffe ausgeschieden werden, die die Fruchtbarkeit unterstützen.

Mögliche Ursachen bei der Frau

Bei einer Frau können die Gebärmutter und – selten – die Scheide anatomisch verändert sein. Verwachsungen sind entweder angeboren oder haben sich nach einer Operation herausgebildet. Möglicherweise besteht auch ein Eileiterverschluss nach einer Eileiterentzündung. Oder organische Veränderungen treten im kleinen Becken als Folge von Endometriose und Myomen auf.

Endometriose

Eine Endometriose kann bei unerfülltem Kinderwunsch eine besondere Bedeutung haben. Bei dieser Krankheit nisten sich lebende Schleimhautzellen an der Gebärmutter, im Bauchfell oder sogar in den Eierstöcken ein und führen dort – wie im normalen Zyklus – zu Einblutungen in das Gewebe. Leichte Endometriosen (sie werden je nach Schwere in die Grade I bis IV eingeteilt) stören selten, sie treten sogar recht häufig auf. Eine Behandlung der Endometriosen III. und IV. Grades ist jedoch unbedingt angeraten. Dabei sollte von vornherein klar sein, dass sie wegen eines Kinderwunsches durchgeführt wird. Behandelt wird eine Endometriose heute meist chirurgisch mit antihormoneller Nachbehandlung. Die Therapie gehört idealerweise in die Hände eines gynäkologischen Endokrinologen. Er wird Ihnen genau erklären, warum er bestimmte Methoden und Therapien bei der Behandlung einsetzt.

Myome und Polypen

Myome sind meist gutartige Knoten, die in der Gebärmutterhöhle, an der Gebärmuttermuskulatur oder außen am Uterus wachsen. Sie können mikroskopisch klein, aber auch sehr groß sein. Ist Letzteres der Fall, müssen sie operativ entfernt werden, insbesondere dann, wenn sie über vier Zentimeter messen und Blutungsstörungen (Zwischenblutungen oder sehr starke Menstruationsblutungen) verursachen. Deshalb sollte regelmäßig kontrolliert werden, ob ein Myom an Größe zunimmt.

Blutungsstörungen treten gelegentlich auch bei Gebärmutterschleimhautpolypen auf, die ebenfalls entfernt werden sollten.

Hormonelle und weitere Störungen

Auch hormonelle Störungen reduzieren die Aussichten auf eine Schwangerschaft, solange sie nicht medizinisch behandelt werden. Dazu zählen

> erhöhter Steuerhormonspiegel bei verminderter Funktion der Eierstöcke,
> Überproduktion männlicher Hormone im Eierstock oder in der Nebennierenrinde,
> erhöhter Prolaktinspiegel im Blut,
> Funktionsstörungen im übergeordneten Regulationszentrum der Eierstockfunktion (Zwischenhirn) oder Funktionsstörung der Hirnanhangsdrüse und
> Störungen der Schilddrüsenfunktion.

Zu den funktionellen Ursachen im weiteren Sinn zählen bei der Frau auch ein fortgeschrittenes Alter und vor allem Übergewicht. Auch deutliches Untergewicht kann zu Zyklusstörungen bis hin zum Ausbleiben der Regelblutung führen.

Mögliche Ursachen beim Mann

Bei Männern kann eine Störung der Hodenfunktion vorliegen, etwa als Folge eines Hodenhochstands, bei Krampfadern des Hodens (so genannte Samenleitervene) sowie bei einem entzündlichen Verschluss des Samenleiters. Auch Entzündungen der Geschlechtsdrüsen (Prostata, Samenblasen, Nebenhoden) behindern die Fruchtbarkeit. Ejakulations- und Erektionsstörungen, deren Ursache möglicherweise auf Diabetes mellitus, Bluthochdruck oder psychischem Stress beruhen, erschweren ebenfalls häufig die natürliche Familienplanung. Sprechen Sie auch darüber mit Ihrer Partnerin und gegebenenfalls Ihrem Therapeuten! Massives Über- oder Untergewicht sowie Rauchen, Medikamente und einige Umweltweltfaktoren schränken die Zeugungsfähigkeit ebenfalls ein.

WICHTIG

Gerade während der Kinderwunschphase ist mit der Einnahme von Medikamenten besondere Vorsicht geboten. Das gilt sowohl für die Frau als auch für den Mann. Zu den Arzneien, die die Fruchtbarkeit beeinträchtigen (und bei einer Schwangerschaft dem Ungeborenen schaden) können, gehören manche Antibiotika, Antidepressiva, Antiallergika, Schlafmittel und Schmerzmittel. Beraten Sie sich mit Ihrem behandelnden Arzt und verzichten Sie unbedingt auf eine Selbstmedikation.

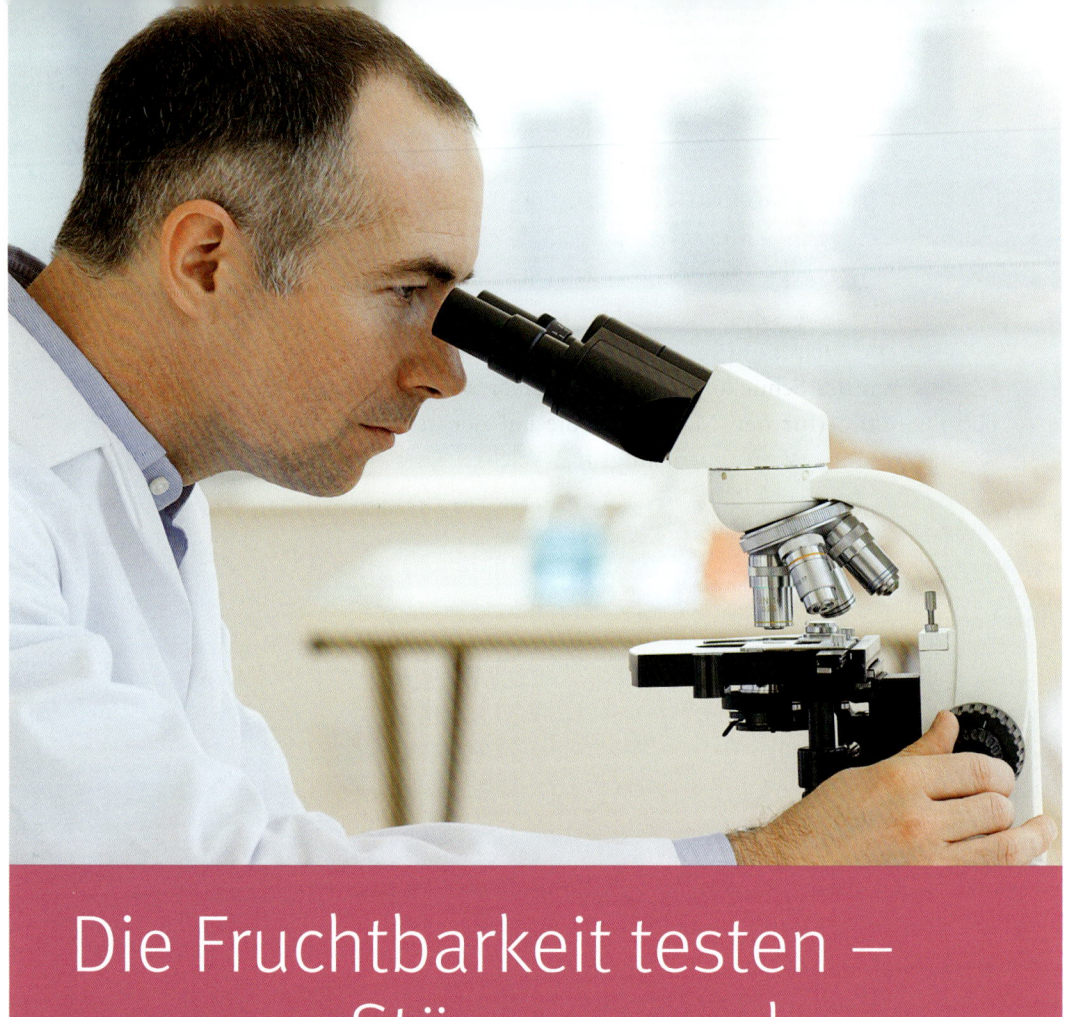

Die Fruchtbarkeit testen –
Störungen erkennen

Um die Ursache einer Fruchtbarkeitsstörung zu erkennen, gibt es unterschiedliche Testverfahren. Häufig ist die Fruchtbarkeit nur eingeschränkt (Subfertilität), in manchen Fällen spricht man von kompletter Unfruchtbarkeit (Infertilität). Die Gründe liegen zu jeweils etwa 40 Prozent bei der Frau und beim Mann. Bei den restlichen 20 Prozent liegt es an beiden Partnern. Bei Verdacht auf eine Fruchtbarkeitsstörung aufgrund einschlägiger Vorerkrankung sollte möglichst früh der Fachmann zu Rate gezogen werden, damit die Fruchtbarkeit erhalten bleibt. Ansonsten ist fachlicher Rat nach sechs bis zwölf erfolglosen Zyklen angebracht. Die moderne Medizin verfügt inzwischen über einfach durchzuführende und verlässliche Untersuchungsmethoden. Dazu zählen Untersuchungen in einem so genannten diagnostischen Zyklus und der Schnelltest für Eilige (für die Frau) sowie das Spermiogramm (für den Mann), die Sie auf den nächsten Seiten kennenlernen. Wird Ihnen aufgrund solcher Tests eine günstige Prognose gestellt, ist die Aussicht auf eine spontane Schwangerschaft noch ziemlich hoch! Doch nicht immer lässt sich eine Störung ausmachen.

Ursache unbekannt

In jedem fünften bis zehnten Fall finden Ärzte zunächst keinen konkreten Grund, weshalb der Kinderwunsch bisher unerfüllt geblieben ist. Bei einer ungewollten Kinderlosigkeit ohne greifbare Ursache sprechen die Fachleute von einer idiopathischen Sterilität. Dabei spielt eine große Rolle, dass oft bei beiden Partnern nur kleine Einschränkungen der Fruchtbarkeit bestehen. In vielen Fällen gleicht das die Natur aus. Ist zum Beispiel das Sperma eines Mannes nur eingeschränkt zeugungsfähig, kann es trotzdem zu einer Schwangerschaft kommen, nämlich dann, wenn die Frau sehr regelmäßige Zyklen hat und ihren Eisprung genau spürt. Gerade über viele Zyklen gesehen hat ein Paar mit »kleinen Handicaps« ähnlich gute Aussichten auf eine natürliche Schwangerschaft wie jedes andere Paar. Deshalb sollten Sie sich unbedingt immer genügend Zeit geben, um schwanger zu werden. Als Faustregel gilt: Frauen unter 30 mindestens ein Jahr, zwischen 30 und 35 höchstens ein Jahr. Viele Fachleute empfehlen heute eine Kinderwunschberatung und – je nach Diagnose – auch eine entsprechende Behandlung bereits nach einem halben Jahr.

Das bedeutet aber keineswegs, dass Grund zur Panik besteht.

MEDIZINER-LATEIN

Fertilität: Fruchtbarkeit

Infertilität/Sterilität: Unfruchtbarkeit, es kommt zu keiner Schwangerschaft innerhalb eines Jahres trotz ungeschützten regelmäßigen Geschlechtsverkehrs

Subfertilität: eingeschränkte Fruchtbarkeit

idiopathische Sterilität: ungewollte Kinderlosigkeit ohne feststellbare Ursache

Der diagnostische Zyklus

Wenn Sie Ihren Zyklus über mehrere Monate hinweg beobachtet und die Ergebnisse in die Zyklusblätter eingetragen haben (ab Seite 47), haben Sie eine gute Gesprächsgrundlage für Ihren Besuch beim Gynäkologen. Ihm ist es möglich, Ihren Aufzeichnungen noch zusätzliche wichtige Informationen zu entnehmen, die sich Ihnen als Laie nicht erschließen. Damit kann er Sie bestens beraten und über die weiteren Möglichkeiten und Testverfahren eingehend informieren.

Ganz genaue Ergebnisse gewinnt man in einem so genannten diagnostischen Zyklus. Dabei führt der Arzt während eines Zyklus verschiedene Untersuchungen durch. So kann am dritten bis fünften Blutungstag der Hormonspiegel über eine Blutuntersuchung erstellt werden. Mit diesem Verfahren können die Steuerhormone FSH und LH, das AMH (Anti-Müller-Hormon, das die Menge der verbliebenen Eianlagen erkennen lässt), die Schilddrüsenhormone, das Prolaktin, das weibliche Geschlechtshormon Östradiol und die männlichen Hormone Informationen über die hormonelle Ausgangssituation liefern. Die Erkenntnisse, die der Arzt beim diagnostischen Zyklus gewinnt, erlauben ihm unter anderem einen Blick auf Ihre »biologische Uhr«.

Der Ultraschall

Ein genauer Ultraschall zum Zeitpunkt glasigen Zervixschleims zeigt, ob sich ein ausreichend großes, sprungreifes Eibläschen entwickelt hat und ob sich synchron die Gebärmutterschleimhaut hoch aufgebaut hat. In derselben Untersuchung kann mit Hilfe eines speziellen Kontrastmittels der Innenraum der Gebärmutter und der Eileiter per Ultraschall untersucht werden. Dabei kann der Arzt erkennen, ob die Eileiter durchgängig (also nicht verklebt) sind. Bei diesem Ultraschall können auch organische Veränderungen an den Eierstöcken und der Gebärmutter (Endometriose, Myome, Polypen, Seite 104) ausgeschlossen werden.

Dank moderner 3D-Ultraschalllgeräte kann heute eine sehr genaue Diagnostik erfolgen, da sie eine räumliche Darstellung einzelner Organe ermöglichen.

Der Verträglichkeitstest

Sind die Bedingungen ideal, kann einen oder zwei Tage später ein Verträglichkeitstest (Postcoitaltest, PCT) eine Verträglichkeitsstörung ausschließen oder auch auf ein nur bedingt zeugungsfähiges Sperma hinweisen. Die »Qualität« des Eisprungs kann durch zwei weitere Hormonbestimmungen (Östradiol und Progesteron) etwa sechs und acht Tage nach dem Eisprung bestimmt werden. Spätestens zu diesem Zeitpunkt sollte – nach einer drei- bis fünftägigen Enthaltsamkeit – eine Samenprobe eingehend analysiert werden (ab Seite 110). Schon mit diesen wenigen Untersuchungen kann der Arzt erkennen, ob für eine Spontanschwangerschaft eine gute oder schlechte Prognose besteht.

Nur selten sind weitere Hormonbestimmungen und eine Gebärmutterspiegelung oder gar Bauchspiegelung nötig.

Alternative: der Schnelltest für Eilige

Die wichtigsten Untersuchungen können zuverlässig auch an einem einzigen Tag durchgeführt werden. Dieser Tag sollte idealerweise der dritte bis fünfte Zyklustag sein. Nach einer Blutentnahme erfolgt die Bestimmung der Hormone, vor allem das AMH, LH und FSH, sowie eine eingehende Ultraschalluntersuchung, die Aufschluss über die Funktion der Eierstöcke, der Gebärmutter und der Eileiter gibt. Eventuell werden die Eileiter –

REGELMÄSSIGE AUFZEICHNUNGEN
Auffällige Testergebnisse sind manchmal auf den falschen Zeitpunkt einer Untersuchung zurückzuführen. Diesen Risikofaktor können Sie selbst minimieren, indem Sie Ihren Zyklus regelmäßig aufzeichnen.

GU-ERFOLGSTIPP   WICHTIGE FRAGEN VORAB

Bevor Sie sich testen lassen oder in eine Kinderwunschbehandlung begeben, sollten Sie sich schon einmal Antworten auf folgende Fragen genau überlegen:
> Wie wollen wir mit den Testergebnissen umgehen?
> Wie weit wollen wir gehen, um unseren Kinderwunsch zu erfüllen?

Selbstverständlich müssen Sie nicht eisern an Ihren Antworten festhalten. Aber Sie sollten sich immer wieder vor und auch während der Behandlung diese Fragen stellen, am besten zuerst jeder für sich allein und dann zusammen als Paar.

etwa wenn die Periodenblutung ausbleibt – mit Hilfe eines Kontrastmittels dargestellt. Zu dieser Untersuchung gehört in jedem Fall auch ein Spermiogramm (unten). Wenn Sie Ihrem Arzt die Temperaturkurven der letzten Monate vorlegen, kann er zum Beispiel auch eine Störung der Follikelreifung und/oder eine Gelbkörperschwäche ausschließen.

Das Spermiogramm

SELBSTTEST FÜR ZU HAUSE?
Die im Handel angebotenen Spermien-Selbsttests sind nicht sehr aussagekräftig. Besser ist eine Untersuchung durch den Arzt.

Bei jedem Verdacht auf eine Fruchtbarkeitsstörung ist eine Samenuntersuchung, das so genannte Spermiogramm, nötig. Für viele Männer ist es unangenehm, auf Kommando in einem speziellen Praxisraum eine Samenprobe zu gewinnen. Deshalb haben Sie auch die Möglichkeit, zunächst eine Probe von zu Hause mitzubringen. Allerdings darf diese nicht älter als eine Stunde sein. Um die Qualität des Spermas sicher testen zu können, sollten Sie drei bis vier Tage vorher enthaltsam sein.

Für ein Spermiogramm wird die Ejakulatsprobe unter einem Mikroskop untersucht. Dabei spielen vor allem die Spermiendichte, die Beweglichkeit und die Form der Samenzellen eine Rolle. Allerdings ist die Bewertung einer einzelnen Probe nur bedingt aussagekräftig, denn Spermiogramme können erheblichen Schwankungen unterliegen. Deshalb muss der Test nach einiger Zeit wiederholt werden.

Bei nachgewiesenen Beeinträchtigungen

Ergeben Spermaanalysen eine Beeinträchtigung, kann in manchen Fällen eine Hormonuntersuchung weiteren Aufschluss geben. Dazu wird dem Mann Blut entnommen und nach den FSH- und Testosteronwerten untersucht. Je nach Ursache der männlichen Fruchtbarkeitsstörung gibt es unterschiedliche, teilweise umstrittene Therapieansätze. Die Schulmedizin kennt die Operation von Hodenkrampfadern, Entzündungsbehandlungen sowie Vitamin- und Mineralstofftherapien. Eine weitere Möglichkeit ist die Antihormontherapie. Bei diesem Verfahren wird die Samenzellbildung indirekt angeregt, indem das körpereigene FSH vorübergehend medikamentös erhöht wird.

Nach neuen Referenzwerten der WHO (Weltgesundheitsorganisation) haben 95 Prozent der fruchtbaren Männer eine Spermiendichte von mehr als 15 Millionen pro Milliliter (Qualität des Spermas »leicht eingeschränkt«). Auch wenn seine Spermienwerte schlecht sind, kann ein Mann Vater werden – die Chancen sind dann allerdings gering. Doch in vielen Fällen können Männer ihre Samenqualität bereits durch einfache Maßnahmen verbessern (Seite 81 und 86). Wie die Traditionelle Chinesische Medizin die männliche Unfruchtbarkeit behandelt, ist im Kapitel »Unterstützung durch die chinesische Medizin« ab Seite 64 beschrieben.

Die Ergebnisse

Die Qualität von Spermien wird an drei verschiedenen Kriterien gemessen: an der Anzahl, der Beweglichkeit und dem Aussehen (Tabelle unten). Bei schlechten oder sehr schlechten Ergebnissen ist ein Androloge (Mediziner, der auf die Fortpflanzungsfunktionen beim Mann spezialisiert ist) der richtige Ansprechpartner.

Was ein Spermiogramm aussagt

Qualität des Spermas	normal	leicht eingeschränkt	schlecht	sehr schlecht
Anzahl der Spermien pro ml	über 20 (ideal: über 40) Mio.	15 bis 20 Mio. oder	5 bis 15 Mio. oder	weniger als 5 Mio. oder
Beweglichkeit	über 50%	30 bis 50% oder	10 bis 30% oder	weniger als 10% oder
Aussehen	über 50% sind normal geformt	30 bis 50% sind normal geformt	10 bis 30% sind normal geformt	weniger als 10% sind normal geformt
Ergebnis für das Sperma	fruchtbar	nur eingeschränkt fruchtbar. Kontrollen sind nötig.	stark eingeschränkte Fruchtbarkeit. Untersuchung durch den Andrologen und medizinische Hilfe sehr empfehlenswert.	fast unfruchtbar. Chancen auf ein eigenes Kind ohne medizinische Hilfe sehr schlecht. Gründliche Untersuchungen unbedingt nötig.

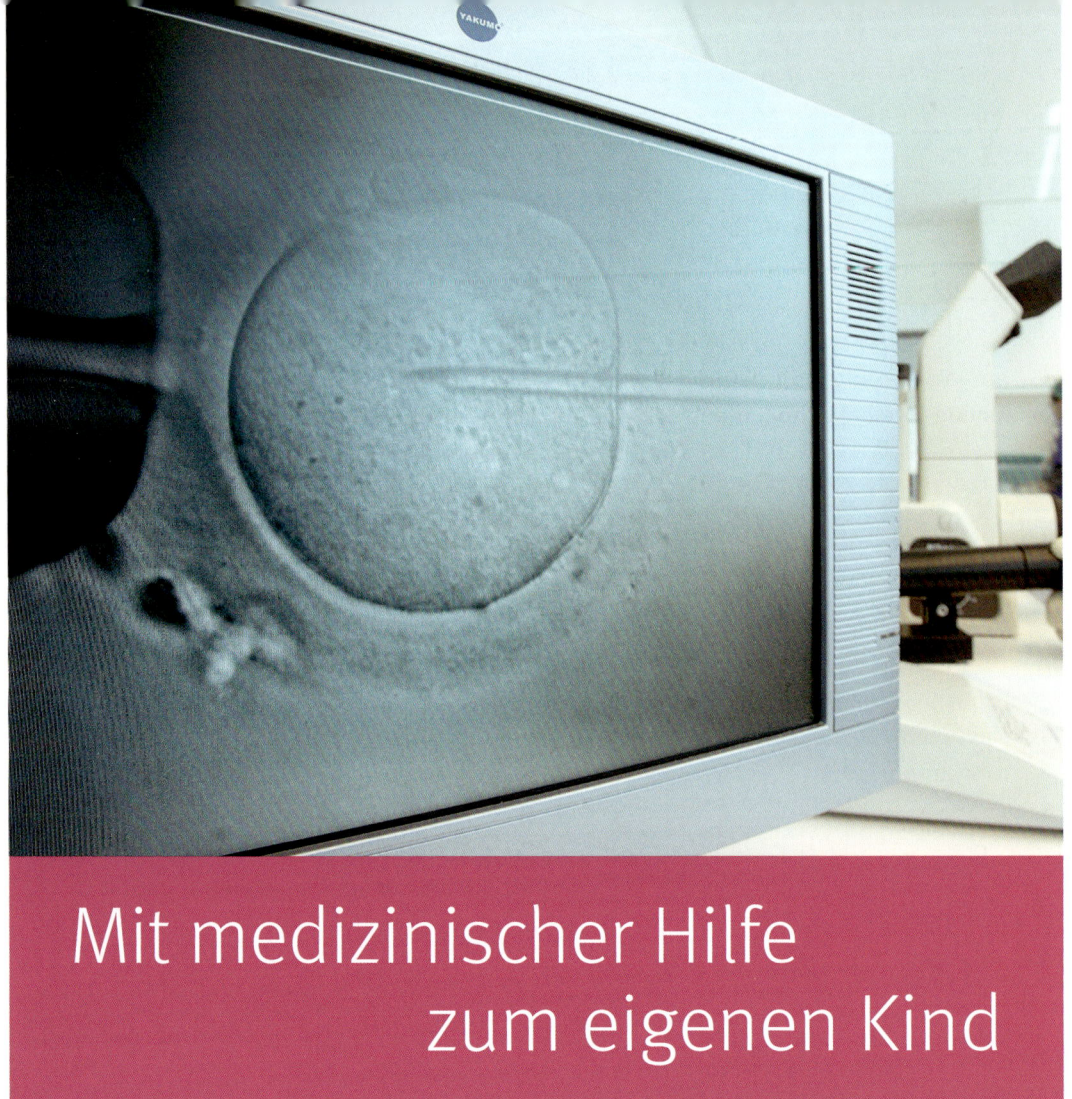

Mit medizinischer Hilfe zum eigenen Kind

Sie kennen jetzt viele der Gründe, warum ein Kinderwunsch unerfüllt bleiben kann. Und Sie wissen, welche Therapien Sie außerhalb der Schulmedizin versuchen können. Nun möchten wir Ihnen die wichtigsten Möglichkeiten der Reproduktionsmedizin vorstellen: die reine Hormonbehandlung, die Insemination und die häufigsten Methoden der künstlichen Befruchtung. Für einige Paare ist die Kinderwunschbehandlung die letzte Hoffnung, noch ein Kind zu bekommen, nachdem sie es jahrelang auf natürlichem Weg vergeblich versucht haben. Immerhin greift die Hälfte der Paare nach durchschnittlich 1,6 Jahren fruchtloser Versuche auf Hilfen der Reproduktionsmedizin zurück. Dafür scheuen sie weder Kosten noch Mühen. Andere Paare schließen für sich Formen der künstlichen Befruchtung von vornherein aus und verzichten – nach erfolgloser natürlicher Familienplanung oder Unterstützung durch Methoden aus der alternativen Medizin – auf eigene Kinder. Wer sich für eine Kinderwunschbehandlung entscheidet, sollte sich in jedem Fall vorher gründlich informieren und von Fachleuten aufklären lassen.

Die Kinderwunschbehandlung

Ziehen Sie eine reproduktionsmedizinische Behandlung in Betracht, sprechen Sie darüber mit Ihrem Frauenarzt. Er wird Sie dann an eines der etwa 120 deutschen Kinderwunschzentren überweisen, das Sie weiter berät und behandelt, oder Sie suchen sich selbst eines (Adressen im Anhang Seite 123). Um höchste Qualität und Sicherheit zu gewährleisten, dürfen künstliche Befruchtungen in Deutschland nur von speziell zugelassenen Ärzten in entsprechenden Zentren durchgeführt werden. Dort erfahren Sie auch noch genauer, welches Verfahren für Sie persönlich in Frage kommt, wie der zeitliche Ablauf ist, mit welchen Kosten Sie in etwa rechnen müssen und welche Nebenwirkungen und Risiken damit verbunden sind.

Eine aufwändige Therapie

Der zeitliche und finanzielle Aufwand für eine Kinderwunschtherapie sowie die seelischen Belastungen sind oft erheblich. Ob Hormontherapie oder künstliche Befruchtung – Sie müssen sich auf häufige Arztbesuche einstellen. Da sich die Behandlung über längere Zeit hinziehen kann, wird das auch Auswirkungen auf Ihr Arbeitsleben haben. Deshalb ist es von großem Vorteil, wenn Sie beruflich flexibel sind oder einen verständnisvollen Chef haben. Und bestimmt bleiben auch Fragen der Kollegen nicht aus, warum Sie denn immer wieder zum Arzt müssen. Wappnen Sie sich am besten vorher mit schlagfertigen Antworten.

DIE »BABY-TAKE-HOME-RATE«

Die Quote einer erfolgreich beendeten Therapie, die so genannte »Baby-take-home-Rate«, ist vor allem vom Alter des Paares und vom reproduktionsmedizinischen Verfahren abhängig. Viele Paare sind zwischen 35 und 40 Jahre alt.

TIPP: Nutzen Sie
die Chance!
Belastungen im Zusammen-
hang mit der Kinder-
wunschtherapie können
eine große Chance sein,
selbst bei Erfolglosigkeit.
Bewahren Sie sich den
Keim der Aufbruchstim-
mung und Fantasie für Ihr
gemeinsames Leben!

Über die Erfolgsaussichten können vom Arzt Prognosen gewagt werden – über die Dauer der Therapie nur schwer. Manchmal gelingt eine Schwangerschaft schon nach einem Behandlungszyklus, also innerhalb von etwa vier bis acht Wochen. Immerhin ein Drittel aller Paare durchlaufen mehrere reproduktionsmedizinische Therapiezyklen, am häufigsten die reine Hormonbehandlung der Frau (Seite 115), gefolgt von der IVF (Seite 118), der ICSI (Seite 119) oder der Insemination (Seite 117). Was sich hinter diesen Begriffen verbirgt, können Sie im Kasten »Mediziner-Latein« auf der rechten Seite lesen. So kann sich eine Kinderwunschbehandlung in seltenen Fällen auch über mehr als ein Jahr hinziehen – und am Ende trotzdem gelegentlich erfolglos bleiben. Statistisch gesehen bekommen etwa 20 bis 30 Prozent der behandelten Paare nach dem ersten Behandlungszyklus ein Kind. Wenn sie längere Zeit durchhalten (bis zu sechs Behandlungszyklen), sind es sogar über 60 Prozent.

Risiken und Nebenwirkungen

Das Hauptproblem bei allen reproduktionsmedizinischen Behandlungen ist nach wie vor die hohe Rate an Mehrlingen von etwa 20 Prozent. Mehrlingsschwangerschaften und -geburten sind grundsätzlich mit einem höheren Risiko für Mutter und Kinder verbunden. Dazu zählen eine Frühgeburt, eine Fehlgeburt und die so genannte Schwangerschaftsvergiftung, eine schwere Erkrankung während der Schwangerschaft. Weitere Nebenwirkungen erfahren Sie bei den einzelnen Therapien.

Die Kosten

Da die entsprechenden Gesetze immer wieder geändert werden, ist eine konkrete Aussage über die Kosten nur schwer möglich, doch ungefähre Angaben finden Sie bei dem jeweiligen Verfahren. Derzeit übernehmen die gesetzlichen Krankenkassen meist die Hälfte der Behandlungskosten – allerdings nur für drei künstliche Befruchtungen und nur bei verheirateten Paaren. Private Krankenkassen übernehmen die Kosten oft vollständig. Schwierig ist die Situation bei gemischt versicherten Paaren. Am besten informieren Sie sich grundsätzlich vor einer Therapie genau über die anfallenden Kosten.

Die Seele fährt Achterbahn

Schwer einzuschätzen sind die psychischen Auswirkungen einer Kinderwunschbehandlung. Manchmal entsteht eine enorme Anspannung, bis der Schwangerschaftstest das Ergebnis zeigt. Ist es positiv, ist die Freude natürlich groß. Ist die Frau aber nicht schwanger, kann die Enttäuschung sehr stark sein – bis hin zu Depressionen. Bei einer reproduktionsmedizinischen Behandlung besteht eine erhebliche Gefahr, dass das zentrale Thema Kinderwunsch im Laufe der Zeit die Partnerschaft stark strapaziert. Die emotionale Belastung ist deshalb auch der häufigste Grund, warum eine solche Therapie abgebrochen wird. Viele Frauen empfinden die Zeit des unerfüllten Kinderwunsches und der reproduktionsmedizinischen Behandlung rückblickend als die größte Krise ihres Lebens. Außerdem führt die Therapie für viele Paare zu Einschränkungen ihrer Sexualität. Sex auf Kommando und nach Uhrzeit, die Masturbation für ein Spermiogramm oder eine Insemination sind für viele Männer sehr belastend. Doch der Umgang mit den Sehnsüchten und Ängsten, mit Trauer und Enttäuschungen bringt Paare oft auch enger zusammen.

MEDIZINER-LATEIN

IVF – In-vitro-Fertilisation: Eizelle und Samenzelle werden außerhalb des Körpers vereinigt und später als Embryonen in die Gebärmutter eingeführt (Abbildung Seite 119)

ICSI – Intracytoplasmatische Spermieninjektion: Injektion einer Samenzelle in eine Eizelle im Rahmen einer IVF-Behandlung

IUI – Intrauterine Insemination: aufbereitete Samenflüssigkeit wird in die Eileiter und Gebärmutterhöhle eingespritzt (Abbildung Seite 117)

Hormonbehandlung der Frau

Eine Hormonbehandlung bietet sich an, wenn die Ausreifung der Eizellen verzögert ist und/oder Eisprünge fehlen. Die Eileiter müssen dazu durchgängig sein und die Samenbefunde unauffällig (Tabelle Seite 111).

> **Therapie:** Mit einer ausgeklügelten Hormonbehandlung werden zunächst die zentralen Steuerhormone mit Medikamenten unterdrückt – man spricht von Downregulation. Später wird das FSH- (und gelegentlich das LH-) Steuerhormon in Form von (täglichen) Injektionen, mit einer Spritze oder einem

Injektionspen, zugeführt. Mit Ultraschall und Blutentnahmen werden die Eierstöcke und die Hormonveränderungen überwacht. Sieht der Arzt im Ultraschall, dass ein oder zwei Eiblaschen »sprungreif« sind, wird der Eisprung mit einem Medikament ausgelöst. In 24 bis 36 Stunden sollte die Frau dann mit ihrem Partner schlafen, weil da die Aussicht auf eine Schwangerschaft am größten ist. Sie kann zusätzlich erhöht werden, wenn in dieser Zeit eine Insemination (siehe rechts) erfolgt. Damit sich das befruchtete Ei gut einnisten kann, wird ein Gelbkörperphasenhormon als Vaginalgel oder in Form von Tabletten direkt in die Scheide eingeführt oder oral verabreicht.

> **Erfolgsquote:** Je nach Diagnose etwa 10 bis 30 Prozent.
> **Nebenwirkungen:** Höhere Mehrlingsrate, Fehlgeburtsrate zirka 20 bis 25 Prozent, selten eine Eileiterschwangerschaft. In sehr seltenen Fällen Überstimulationssyndrom mit erheblicher Zunahme des Bauchumfangs und Atemnot, mit medizinischer Erfahrung jedoch gut in den Griff zu bekommen. Völlegefühl,

GU-ERFOLGSTIPP WORAN SIE EIN GUTES KINDERWUNSCHZENTRUM ERKENNEN

Es ist sicher nicht einfach, unter den etwa 120 vorhandenen Kinderwunschzentren das für Sie beste zu finden. Wir sagen Ihnen, worauf Sie achten müssen:

> Sie bekommen einen Termin, der auch Ihre Wünsche (Berufstätigkeit) berücksichtigt.
> Es entstehen keine langen Wartezeiten.
> Der Arzt nimmt sich ausreichend Zeit für Sie und hat auch ein Ohr für Ihre partnerschaftliche Situation.
> Sie haben einen persönlichen Ansprechpartner, der Sie betreut und zu dem Sie Vertrauen haben, und können Ihren Arzt normalerweise auch telefonisch erreichen.

> Sie werden in therapeutische Entscheidungen einbezogen.
> Ihre persönliche Situation wird bei den Therapievorschlägen berücksichtigt.
> Sie bekommen gutes Informationsmaterial und Alternativen aufgezeigt.
> Sie werden höflich und diskret behandelt.
> Die Erfolgsquote ist hoch. Aber Vorsicht: Achten Sie genau darauf, worauf sich die Schwangerschaftsrate bezieht: auf jeden begonnenen Zyklus oder auf den Embryonentransfer. Und fragen Sie nach, auf welche Altersgruppe sich die Zahlen beziehen. Nur so sind Erfolge vergleichbar.

Brustspannen, Verstimmungen. Die Behandlung wird abgebrochen, falls sich zu viele Eibläschen entwickeln.

> **Kosten:** In der Regel werden die Kosten übernommen, falls nicht, zirka 500 bis 1000 Euro inklusive der Medikamente.

Intrauterine Insemination – IUI

Eine IUI wird durchgeführt, wenn das Spermiogramm leicht eingeschränkt ist (Tabelle Seite 111), ein Verträglichkeitstest (der Spermien mit dem Zervixschleim) auffällig war oder der Zustand des Zervixschleims wegen vorausgegangener Gebärmutterhalsentzündungen schlecht ist.

> **Therapie:** Der Mann gibt zunächst Ejakulat ab. Dieses wird im Labor so aufbereitet, dass ein Konzentrat aus schnell beweglichen Spermien entsteht. Diese Spermienlösung wird anschließend durch einen kleinen Schlauch in die Gebärmutter und in die Eileiter gespritzt. Die intrauterine Insemination (IUI) gehört zu den wichtigsten Verfahren in der Kinderwunschbehandlung, ist einfach durchzuführen und schmerzfrei. Sie gilt nicht als eigentliche künstliche Befruchtung.

> **Erfolgsquote:** Pro Insemination 10 bis 25 Prozent (bei zusätzlicher Hormonbehandlung).

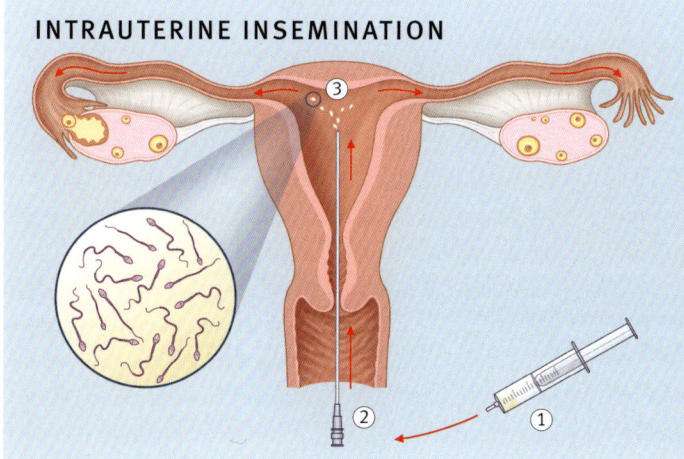

INTRAUTERINE INSEMINATION

Bei einer IUI werden die aufbereiteten Spermien (1) mit Hilfe eines kleinen Schlauchs, Inseminationskatheter genannt (2), in die Gebärmutterhöhle und die Eileiter eingespritzt (3). Die Intrauterine Insemination gehört zu den wichtigsten Verfahren in der Kinderwunschbehandlung. Sie ist sehr einfach durchzuführen und schmerzlos.

> **Nebenwirkungen:** Siehe Hormonbehandlung der Frau.
> **Kosten:** Gesetzlicher Eigenanteil (50 Prozent) etwa 100 bis 300 Euro; sonst etwa 500 bis 1000 Euro.

Künstliche Befruchtung

Mögliche Gründe für eine künstliche Befruchtung sind verschlossene Eileiter oder eine hochgradige Einschränkung der männlichen Zeugungsfähigkeit (Tabelle Seite 111). Auch wenn der Kinderwunsch schon seit mehreren Jahren besteht und es bereits einige erfolglose Inseminationen gab, ist an eine künstliche Befruchtung zu denken. Die wichtigsten Methoden sind die einfache In-vitro-Fertilisation (IVF, unten) und die Introcytoplastische Spermieninjektion (ICSI, Seite 119).

> **Therapie:** Das Prinzip der künstlichen Befruchtung beruht im Wesentlichen darauf, dass mit Hilfe einer entsprechenden Hormonbehandlung mehrere Eizellen heranreifen, die entnommen werden, um sie außerhalb des Körpers zu befruchten. Danach werden sie in die Gebärmutter eingesetzt. Sollten zum Beispiel 13 Eizellen gleichzeitig heranreifen, können quasi die Fruchtbarkeitschancen eines Jahres in einem einzigen Monat, dem Behandlungszyklus, ausgeschöpft werden. Zudem erlaubt die Gewinnung mehrerer Eizellen, die für die künstliche Befruchtung besten Eizellen auszusuchen.

In-vitro-Fertilisation (IVF)

Nach der hormonellen Behandlung werden in einer lokalen Betäubung oder einer flachen Narkose die Eizellen aus den reifen Follikeln des Eierstocks abgesaugt. Die Eizellen werden bei der herkömmlichen In-vitro-Fertilisation (IVF) dann im Labor mit den aufbereiteten Samenzellen zusammengebracht. Am Folgetag wird überprüft, ob und wie viele Eizellen befruchtet wurden. Dann werden höchstens drei, meist jedoch zwei befruchtete Eizellen ausgesucht, die sich im Brutschrank zu Embryonen weiterentwickeln. Diese werden in der Regel zwei bis drei Tage später wieder in die Gebärmutter eingesetzt – in der Hoffnung, dass der Embryo weiter gedeiht und sich einnistet.

IN-VITRO-FERTILISATION

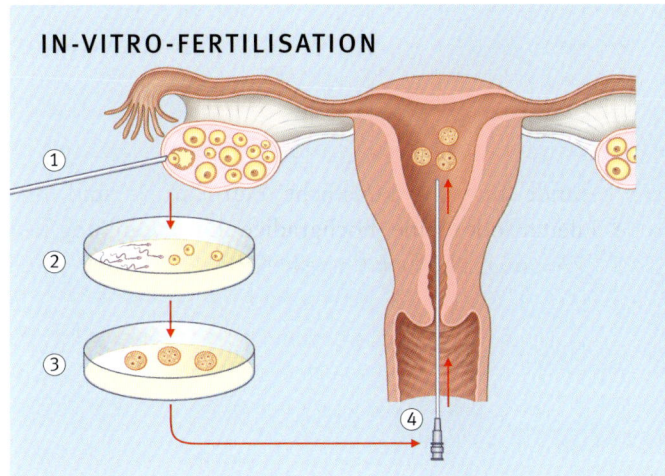

Bei der IVF werden nach einer Hormonbehandlung vor dem Eisprung Eibläschen abgesaugt (1) und mit dem aufbereiteten Sperma zusammengebracht (2). Hat eine Befruchtung stattgefunden (3), wird der Embryo (oder die Embryonen) meist am zweiten oder dritten Tag nach dem Absaugen der Eibläschen in die Gebärmutterhöhle eingesetzt (4).

Nach der vorangegangenen Hormonbehandlung wird die anschließende Gelbkörperphase mit Progesteron und gegebenenfalls mit Östradiol hormonell unterstützt. Zwölf Tage nach dem Embryotransfer erfolgt ein Schwangerschaftstest. In 10 bis 25 Prozent der Fälle kommt es zu einer Mehrlingsschwangerschaft, wenn mehrere Embryonen eingesetzt wurden.

> **Erfolgsquote:** Etwa 30 Prozent Schwangerschaftsrate pro Embryonentransfer (abhängig vom Alter der Frau und von der Diagnose).

> **Nebenwirkungen:** Höhere Mehrlingsrate, Überstimulationssyndrom, selten Nachblutung in Folge der Follikelpunktion. Zyklusabbruch, falls zu viele oder keine Follikel heranreifen.

> **Kosten:** Gesetzliche Eigenbeteiligung (50 Prozent) zirka 1200 Euro inklusive Medikamente; sonst 2000 bis 3000 Euro plus zirka 1000 Euro für Medikamente.

Intracytoplasmatische Spermieninjektion (ICSI)

Bei einer hochgradig eingeschränkten männlichen Fruchtbarkeit (Tabelle Seite 111) oder wenn Befruchtungen in einer früheren konventionellen IVF nicht erfolgt sind, genügt es nicht, dass Ei- und Samenzellen nur zusammengebracht werden. Vielmehr werden die Eizellen zunächst von dem umliegenden Nährgewebe befreit. Anschließend wird ein Spermium mit einer sehr feinen Hohlnadel direkt in die reife Eizelle gespritzt. Die Vorbehandlung und der weitere Verlauf entsprechen dem der normalen IVF.

> **Erfolgsquote:** Die Schwangerschaftsrate pro Embryotransfer ist stark vom Alter der Frau abhängig und beträgt etwa 30 Prozent. Im internationalen Vergleich liegen die Schwangerschafts- und Geburtenraten nach Kinderwunschbehandlungen (bei IVF und IVF/ICSI) in Deutschland mit an der Spitze.
> **Nebenwirkungen:** Höhere Mehrlingrate, Überstimulationssyndrom, sehr selten Nachblutung in Folge der Follikelpunktion. Zyklusabbruch, falls zu viele oder keine Follikel heranreifen.
> **Kosten:** Gesetzliche Eigenbeteiligung (50 Prozent) zirka 1600 Euro inklusive Medikamente; sonst zirka 3000 bis 4000 Euro plus zirka 1000 Euro für Medikamente.

Weitere reproduktionsmedizinische Techniken

In der Kinderwunschmedizin gibt es außerdem wichtige ergänzende Techniken und Maßnahmen, die in bestimmten Fällen sinnvoll sein können:

> **Assisted Hatching:** Im Rahmen der IVF wird das Schlüpfen des Embryos aus der Eizellhülle unterstützt, indem diese mit einem Laser »angeritzt« wird.
> **Spindeldarstellung:** Untersuchung der Eizelle auf ihren genauen Reifegrad hin (zur Optimierung der ICSI-Resultate).
> **TESE** (testikuläre Spermienextraktion): Operative Spermienentnahme aus dem Hoden.
> **Polkörperbiopsie:** Untersuchung der Eizellen auf Chromosomenanomalien.
> **Kryokonservierung:** Unbefruchtete oder befruchtete Eizellen, Ovargewebe, Spermien oder Hodengewebe werden im Rahmen einer IVF-Behandlung bei -196 °C nach ausgeklügelter Vorbehandlung tiefgefroren. Damit sind sie über viele Jahre konserviert und stehen bei fehlgeschlagenen Versuchen für spätere Therapiezyklen zur Verfügung, ohne dass eine erneute Hormonbehandlung und Operation nötig sind.

SAMENSPENDE JA – EIZELLSPENDE NEIN

Fehlen Samenzellen im Ejakulat des Mannes, darf in den deutschsprachigen Ländern Spendersamen verwendet werden. Die Eizellspende ist dagegen verboten. Sie ist für jene Frauen relevant, die keine eigenen Eizellen (mehr) produzieren.

Ein Leben ohne eigenes Kind?

Irgendwann kann der Moment gekommen sein, sich von dem Wunsch nach einem eigenen Kind zu verabschieden. Das tut weh und es wird einige Zeit dauern, bis dieser Schmerz überwunden ist. Er wird umso tiefer sein, je mehr Sie schon für ein eigenes Kind in Kauf genommen haben, vielleicht schon mehrere reproduktionsmedizinische Verfahren oder einen operativen Eingriff.

Trotz Enttäuschung neue Perspektiven

Vielleicht hören Sie schon seit Längerem den gut gemeinten Rat, alle Anstrengungen aufzugeben, weil dann die Chancen besser stünden, doch noch schwanger zu werden. Es ist aber ein Ammenmärchen, dass auffallend viele Paare dann spontan schwanger werden, sobald sie den Kinderwunsch aufgeben. Die einzelnen Fälle erregen nur mehr Aufmerksamkeit – und können vielleicht auch einen gewissen Trost spenden. Doch es ist sinnvoller, sich wirklich auf ein Leben ohne eigene Kinder einzustellen und nach der Abschiedsphase nach einem neuen bereichernden Lebensentwurf zu suchen. Scheuen Sie sich nicht, sich bei Ihrem Trauerprozess eine Weile von einem Therapeuten begleiten zu lassen. Er kann Sie auch dabei unterstützen, neue Lebensperspektiven zu finden.
Vielleicht können Ihnen die folgenden Ideen Impulse geben:

> Adoption, auch aus dem Ausland
> Pflegekind
> soziales Engagement generell und besonders für Kinder, vielleicht auch im Ausland

> Patenschaft für ein bekanntes oder unbekanntes Kind
> Beruf mit Kindern

Setzen Sie auf Ihre Partnerschaft

Vergessen Sie bei aller Trauer Ihre Partnerschaft nicht! Sie wurde schon in der Kinderwunschphase oft auf harte Proben gestellt, das wird auch jetzt kaum ausbleiben. Denn wieder geht es um existenzielle Fragen und um Ihre gemeinsame Zukunft. Nehmen Sie sich Zeit, das Gestern aufzuarbeiten und an einem neuen Fundament für morgen zu bauen. Gespräche mit dem Partner, mit Freunden und manchmal auch in Selbsthilfegruppen mit anderen Betroffenen können in dieser schwierigen Phase äußerst hilfreich sein.
Alle Studien zeigen, dass die Lebensqualität von Paaren sich längerfristig kaum unterscheidet, ob sie nun ungewollt kinderlos geblieben sind oder eigene Kinder haben. Wichtig ist, dass ein Paar seine Kinderlosigkeit letztendlich akzeptiert und sich nicht sozial isoliert – pflegen Sie Ihre Kontakte zu Freunden, Kollegen und Verwandten!

Bücher, die weiterhelfen

Arbeitsgruppe nfp: **Natürlich und sicher. Das Arbeitsheft: Natürliche Familienplanung.** Trias

Fiegl, J.: **Unerfüllter Kinderwunsch. Das Wechselspiel von Körper und Seele.** mvg

Lorenzen, U./Noll, A.: **Die Wandlungsphasen der Traditionellen Chinesischen Medizin.** 5 Bände. Müller & Steinicke

Ludwig, Prof. Dr. M.: **Kinderwunschsprechstunde.** Springer

Noll, A./Kirschbaum, B.: **Stresskrankheiten. Vorbeugen und behandeln mit chinesischer Medizin.** Elsevier

Noll, A. u. a.: **Chinesische Medizin bei Fertilitätsstörungen. Erfolgreiche Behandlung bei unerfülltem Kinderwunsch.** Hippokrates

Raith-Paula, E. u. a.: **Natürliche Familienplanung heute.** Springer

Schirren, Prof. Dr. C.: **Unerfüllter Kinderwunsch.** Deutscher Ärzteverlag

Trötscher, H. P.: **Wenn das Wunschkind ausbleibt. Perspektiven und Risiken** (2 CDs). Frankfurter Allgemeine

Wischmann, T./Stammer, H.: **Der Traum vom eigenen Kind. Psychologische Hilfen bei unerfülltem Kinderwunsch.** Kohlhammer

BÜCHER AUS DEM GRÄFE UND UNZER VERLAG

Freundl, Prof. Dr. G./Gnoth, Dr. med. C./Frank-Hermann, Dr. med. P.: **Kinderwunsch. Neue Wege zum Wunschkind**

Heepen, G. H.: **Schüßler-Salze** (Der große GU Ratgeber)

Langen, Prof. Dr. med. D.: **Autogenes Training**

Mannschatz, M.: **Meditation. Mehr Klarheit und innere Ruhe** (Übungsbuch mit CD)

Mertens, W./Oberlack, H.: **Qi Gong. Entspannt, gelassen und hellwach** (Übungsbuch mit CD)

Noll, A.: **Traditionelle Chinesische Medizin**

Schmid, S.: **Bach-Blüten für innere Harmonie**

Schmid-Altringer, Dr. med. S.: **Schwanger ab 35**

Schutt, K.: **Massagen**

Stumpf, W.: **Homöopathie** (Der große GU Ratgeber)

Trökes, A.: **Yoga. Kraft für die Seele** (Übungsbuch mit CD)

Trökes, A.: **Yoga. Mehr Energie und Ruhe** (Übungsbuch mit CD)

Wagner, Dr. F.: **Akupressur**

Wagner, Dr. F.: **Reflexzonen-Massage**

Adressen und Links, die weiterhelfen

Dr. med. Christian Gnoth

Rheydter Straße 143, 41515 Grevenbroich
E-Mail: praxis@kinderwunsch-nrw.de

Andreas A. Noll

Nachodstraße 7, 10779 Berlin; Elisenstraße 5,
80335 München, E-Mail: info@praxis-noll.de

Arbeitsgemeinschaft für Klassische Akupunktur und TCM e. V.

Wisbacher Straße 1, 83435 Bad Reichenhall
www.agtcm.de
Zahlreiche Links, Therapeutensuche nach PLZ
und Therapieformen

Deutsche Homöopathie-Union

Ottostraße 24, 76227 Karlsruhe, www.dhu.de
Führender Hersteller von Homöopathika,
zahlreiche Infos und weiterführende Links

Tipps und Links für individuelle Recherchen

www.artemis.bzga.de/pndukw

Fachversand naturheilkundlicher Artikel

www.asklepios-versand.de

Reproduktionsmedizinische Zentren, alphabetisch nach Orten

www-deutsches-ivf-register.de

Medizinisches und praktisches Wissen zum Thema unerfüllter Kinderwunsch

www.kinderwunsch.de

Aktuelle Informationen, Hintergründe, Forum

www.nfp-buch.de

Bundesverband Reproduktionsmedizinischer Zentren

www.repromed.de

Verein der Selbsthilfegruppen für ungewollt Kinderlose

www.wunschkind.de

Professionell betreutes Internetforum (auch A und CH)

www.wunschkinder.net

ÖSTERREICH

Institut für Reproduktionsmedizin und Endokrinologie

www.ivf.at

Österreichische Gesellschaft für Akupunktur und TCM

www.otka.at

SCHWEIZ

Infos und Angebote »Betroffene helfen Betroffenen«

www.kinderwunsch.ch

Schweizerische Berufsorganisation für TCM, Therapeutensuche nach Therapieformen

www.sbo-tcm.ch

Institut für Reproduktionsmedizin und Endokrinologie

www.swissguide.ch

Sachregister

Impressum

Redaktion: Reinhard Brendli

Lektorat: Rita Maria Güther

Bildredaktion: Henrike Schechter

Layout: independent Medien-Design
(Claudia Hautkappe)

Herstellung: Petra Roth

Satz: Christopher Hammond

Reproduktion: Repro Ludwig, Zell am See

Druck: Firmengruppe APPL, aprinta druck,
Wemding

Bindung: Firmengruppe APPL, sellier druck,
Freising

ISBN 978-3-8338-1627-7

1. Auflage 2009

Bildnachweis

Fotos und Illustrationen: Corbis: S. 26, 28, 92;
Flora Press: S. 3 (links); Fotofinder: S. 72 (Peter
Widmann); Getty: S. 2, 8, 46, 64, 76, 94, 106; Christian Gnoth: S. 4 (oben); GU-Archiv: S. 82 (Kai
Stiepel), 41 (Terrence Whelan), hintere Umschlagseite links (Marcel Weber); Jump: S. 12, 80; Jupiter
Images: S. 3 (rechts), 6, 22, 62; Keystone: S. 112;
Lavendelfoto: S. 79; Horst Moser: vordere Umschlagseite (Buch und Folder); Andreas Noll: S. 4
(unten); Plainpicture: S. 1, hintere Umschlagseite
rechts; Pro Fam: S. 49; Ingrid Schobel: S. 14, 17,
18, 24, 68, 70, 89, 117, 119; ScienceFoto: S. 20;
Stockfood: S. 34

Umwelthinweis

Dieses Buch wurde auf chlorfrei gebleichtem
Papier gedruckt. Um Rohstoffe zu sparen, haben
wir auf Folienverpackung verzichtet.

Wichtiger Hinweis

Alle Ratschläge, Anwendungen und Übungen in
diesem Buch wurden von den Autoren sorgfältig
recherchiert und in der Praxis erprobt. Dennoch
können nur Sie selbst entscheiden, ob und inwie-
weit Sie diese Vorschläge umsetzen können und
möchten. Lassen Sie sich in allen Zweifelsfällen
zuvor durch einen Arzt oder Therapeuten beraten.

Weder Autoren noch Verlag können für eventuelle
Nachteile oder Schäden, die aus den im Buch gege-
benen praktischen Hinweisen resultieren, eine
Haftung übernehmen.

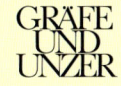

GRÄFE
UND
UNZER

Ein Unternehmen der
GANSKE VERLAGSGRUPPE

Die GU-Homepage finden Sie im Internet unter
www.gu-online.de

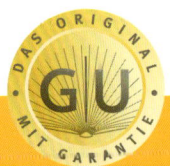

Unsere Garantie

Mit dem Kauf dieses Buches haben Sie sich für ein Qualitätsprodukt entschieden. Wir haben alle Informationen in diesem Ratgeber sorgfältig und gewissenhaft geprüft. Sollte Ihnen dennoch ein Fehler auffallen, bitten wir Sie, uns das Buch mit dem entsprechenden Hinweis zurückzusenden. Gerne tauschen wir Ihnen den GU-Ratgeber gegen einen anderen zum gleichen oder zu einem ähnlichen Thema um.

Liebe Leserin und lieber Leser,

wir freuen uns, dass Sie sich für ein GU-Buch entschieden haben. Mit Ihrem Kauf setzen Sie auf die Qualität, Kompetenz und Aktualität unserer Ratgeber. Dafür sagen wir Danke! Wir wollen als führender Ratgeberverlag noch besser werden. Daher ist uns Ihre Meinung wichtig. Bitte senden Sie uns Ihre Anregungen, Ihre Kritik oder Ihr Lob zu unseren Büchern. Haben Sie Fragen oder benötigen Sie weiteren Rat zum Thema? Wir freuen uns auf Ihre Nachricht!

GRÄFE UND UNZER VERLAG
Leserservice
Postfach 86 03 13
81630 München

Wir sind für Sie da!
Montag–Donnerstag: 8.00 –18.00 Uhr
Freitag: 8.00 –16.00 Uhr
Tel.: 0180 - 500 50 54*
Fax: 0180 - 501 20 54*
E-Mail: leserservice@graefe-und-unzer.de

*(0,14 €/Min. aus dem deutschen Festnetz,
 Mobilfunkpreise können abweichen)

Neugierig auf GU?
Jetzt das GU Kundenmagazin und die GU Newsletter abonnieren.

Wollen Sie noch mehr Aktuelles von GU erfahren, dann abonnieren Sie unser kostenloses GU Magazin und/oder unseren kostenlosen GU-Online-Newsletter. Hier ganz einfach anmelden:
www.gu-online.de/anmeldung

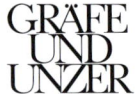

Ein Unternehmen der
GANSKE VERLAGSGRUPPE